U0211833

 华西医学大系

解读"华西现象"

讲述华西故事

展示华西成果

现代大型综合性医院
大数据平台建设与应用探索

XIANDAI DAXING ZONGHEXING YIYUAN
DASHUJU PINGTAI JIANSHE YU YINGYONG TANSUO

主 编 师庆科 王觅也

四川科学技术出版社
·成都·

图书在版编目（CIP）数据

现代大型综合性医院大数据平台建设与应用探索 /师庆科，王觅也主编. -- 成都：四川科学技术出版社，2021.9

ISBN 978-7-5727-0291-4

Ⅰ.①现… Ⅱ.①师… ②王… Ⅲ.①医院 – 管理 – 信息化建设 Ⅳ.①R197.324

中国版本图书馆CIP数据核字(2021)第190603号

现代大型综合性医院大数据平台建设与应用探索

主　　编　　师庆科　王觅也

出 品 人　　程佳月
责任编辑　　何晓霞
封面设计　　经典记忆
版式设计　　大　路
责任出版　　欧晓春
出版发行　　四川科学技术出版社
地　　址　　成都市锦江区三色路238号　邮政编码：610023
成品尺寸　　156 mm × 236 mm
印　　张　　19.5　字　数　400 千
印　　刷　　四川机投印务有限公司
版　　次　　2022年5月第1版
印　　次　　2022年5月第1次印刷
定　　价　　88.00元
ISBN 978-7-5727-0291-4

本书编委会

《华西医学大系》总序

　　由四川大学华西临床医学院/华西医院（简称"华西"）与新华文轩出版传媒股份有限公司（简称"新华文轩"）共同策划、精心打造的《华西医学大系》陆续与读者见面了，这是双方强强联合，共同助力健康中国战略、推动文化大繁荣的重要举措。

　　百年华西，历经120多年的历史与沉淀，华西人在每一个历史时期均辛勤耕耘，全力奉献。改革开放以来，华西励精图治、奋进创新，坚守"关怀、服务"的理念，遵循"厚德精业、求实创新"的院训，为践行中国特色卫生与健康发展道路，全心全意为人民健康服务做出了积极努力和应有贡献，华西也由此成为了全国一流、世界知名的医（学）院。如何继续传承百年华西文化，如何最大化发挥华西优质医疗资源辐射作用？这是处在新时代站位的华西需要积极思考和探索的问题。

　　新华文轩，作为我国首家"A+H"出版传媒企业、中国出版发行业排头兵，一直都以传承弘扬中华文明、引领产业发展为使命，以坚持导向、服务人民为己任。进入新时代后，新华文轩提出了坚持精准出版、精细出版、精品出版的"三精"出版发展思路，全心全意为推动我国文化发展与繁荣做出了积极努力和应有贡献。如何充分发挥新华文轩的出版和渠道优势，不断满足人民日益增长的美好生活需要？这是新华文轩一直以来积极思考和探索的问题。

基于上述思考，四川大学华西临床医学院/华西医院与新华文轩出版传媒股份有限公司于2018年4月18日共同签署了战略合作协议，启动了《华西医学大系》出版项目并将其作为双方战略合作的重要方面和旗舰项目，共同向承担《华西医学大系》出版工作的四川科学技术出版社授予了"华西医学出版中心"铭牌。

人民健康是民族昌盛和国家富强的重要标志，没有全民健康，就没有全面小康，医疗卫生服务直接关系人民身体健康。医学出版是医药卫生事业发展的重要组成部分，不断总结医学经验，向学界、社会推广医学成果，普及医学知识，对我国医疗水平的整体提高、对国民健康素养的整体提升均具有重要的推动作用。华西与新华文轩作为国内有影响力的大型医学健康机构与大型文化传媒企业，深入贯彻落实健康中国战略、文化强国战略，积极开展跨界合作，联合打造《华西医学大系》，展示了双方共同助力健康中国战略的开阔视野、务实精神和坚定信心。

华西之所以能够成就中国医学界的"华西现象"，既在于党政同心、齐抓共管，又在于华西始终注重临床、教学、科研、管理这四个方面协调发展、齐头并进。教学是基础，科研是动力，医疗是中心，管理是保障，四者有机结合，使华西人才辈出，临床医疗水平不断提高，科研水平不断提升，管理方法不断创新，核心竞争力不断增强。

《华西医学大系》将全面系统深入展示华西医院在学术研究、临床诊疗、人才建设、管理创新、科学普及、社会贡献等方面的发展成就；是华西医院长期积累的医学知识产权与保护的重大项目，是华西医院品牌建设、文化建设的重大项目，也是讲好"华西故事"、展示"华西人"风采、弘扬"华西精神"的重大项目。

《华西医学大系》主要包括以下子系列：

①《学术精品系列》：总结华西医（学）院取得的学术成果，学术影响力强；②《临床实用技术系列》：主要介绍临床各方面的适宜技术、新技术等，针对性、指导性强；③《医学科普系列》：聚焦百姓最关心的、最迫切需要的医学科普知识，以百姓喜闻乐见的方式呈现；④《医院管理创新系列》：展示华西医（学）院管理改革创新的系列成果，体现华西"厚德精业、求实创新"的院训，探索华西医院管理创新成果的产权保护，推广华西优秀的管理理念；⑤《精准医疗扶贫系列》：包括华西特色智力扶贫的相关内容，旨在提高贫困地区基层医院的临床诊疗水平；⑥《名医名家系列》：展示华西人的医学成就、贡献和风采，弘扬华西精神；⑦《百年华西系列》：聚焦百年华西历史，书写百年华西故事。

我们将以精益求精的精神和持之以恒的毅力精心打造《华西医学大系》，将华西的医学成果转化为出版成果，向西部、全国乃至海外传播，提升我国医疗资源均衡化水平，造福更多的患者，推动我国全民健康事业向更高的层次迈进。

《华西医学大系》编委会

2018 年 7 月

前言一

　　随着各行各业的信息化发展，数据资源已经成为与自然资源同等重要的战略资源。在医疗领域，无论是疾病治疗、辅助诊断、新药研发、运营管理、医疗质控、医保控费，还是基础医学、公共卫生、基层管理等，都涉及对医疗数据资源的获取、管理、分析和成果转化。因此，医疗大数据领域是一个横跨信息学、数据科学、生物医学、系统科学、心理学、管理学等诸多学科的新兴交叉型领域。

　　当下，医疗信息化的持续深化和互联网医院的蓬勃发展带来了医疗大数据的爆炸式增长，尤其是影像、文本、语音等半结构化和非结构化数据与日俱增。这在很大程度上给数据资源的标准化和规范化管理带来一定难度。为此，医疗卫生机构的大数据团队需要从宏观上进行管控，做好顶层设计，制定完善的规范、标准和制度，搭建体系健全、功能完善的医疗大数据平台，从源头上使零散和混乱的数据得到有效的整合，从根本上实行规范化和标准化，才能使医疗大数据真正发挥其应有的价值和作用。如何搭建医疗大数据平台，通过强有力的数据管理，将源源不断产生的数据资源转化为现代医学的生产力，是决定现代医疗服务成败的关键。

四川大学华西医院（简称"华西医院"）的医疗信息化起始于20世纪90年代中期，经过20多年的沉淀，华西医院已经积累了丰富的医疗数据资源，也经历了一段粗放式的数据服务阶段。在这段粗放式阶段中，华西医院的信息中心不断学习大数据领域的前沿理论，探索数据共享和应用的可能性。2016年，基于医院在大数据方向的战略布局，华西医院信息中心向国家卫生健康委员会（简称"卫健委"）提交了《四川大学华西医院大数据集成及应用平台建设》可行性研究报告，次年得到卫健委对项目可行性研究和投资概算的批复。从项目申报到成果发布，华西医院大数据平台始终致力于以下两个目标：

第一，将概念转变为价值。医疗大数据平台立足于科学理论的基础，真正地落地生根、向阳生长，用数据科学去发掘医学创新点，开拓医学实践，实现平台在医学领域层面的价值，共同缔造医学的加速繁荣，得到全行业的认可。

第二，将价值转变为福祉。医疗大数据平台不仅服务于医学价值转化，而且可以推进全民健康，用数据科学影响政府制度变革、人民生活方式转变，实现平台在社会生活层面的福祉，共同缔造人民的幸福生活，得到全社会的认可。

本书编写完成、付梓问世之际正值我国的新型冠状肺炎疫情进入后疫情时代。在这场没有硝烟的战争中，我们也期望借助医疗大数据的关键技术和整合思维，创新医学的诊疗服务模式，最终实现个体化治疗、群体性预防、公共卫生保障的目的。

师庆科

前言二

　　健康医疗大数据作为重要的国家基础战略资源，要充分发挥其战略价值，离不开应用和实践。2016 年 10 月，国务院印发的《健康中国 2030 规划纲要》中将推进健康医疗大数据应用列为重点内容，强调要实现公共卫生、医疗服务、医疗保障、综合管理等应用系统的数据采集、集成共享和业务协同。同期发布的《关于促进大数据发展行动纲要的通知》和《关于促进和规范健康医疗大数据应用发展的指导意见》两个政策文件构成了我国健康医疗大数据发展的纲领性文件。我国健康医疗大数据战略的聚焦点主要分为六大领域：①大数据资源建设；②大数据应用建设；③大数据服务建设；④大数据保障体系建设；⑤大数据组织体系建设；⑥大数据专业人才体系建设。

　　由于健康医疗信息化发展的诸多客观因素，目前我国健康医疗数据资源和应用建设还存在诸多问题。健康医疗数据标准化程度低，孤岛问题严重；健康医疗数据本身具有结构复杂和体量大的特征，90% 以上为非结构化数据，如病历文书等文本资料、影像图像、病理图像、超声视频、手术视频等很难被直接利用。因此需要系统的数据集成和数据治理方法与技术体系的支撑，使得医疗数据真正可以被整合、被分析。现有的医学术语标准、信息编码标准、集成规范等多参照国外标准，还未得到很好的国内本地化应用，造成数据互认程度低，需要构建一套数据标准体系，使得健康医疗数据可以被有效识别和共享利用。

目前，医疗数据的价值开发还处于初级阶段，无论是管理决策还是临床决策都正缓慢地由经验决策向数据决策转型，需要通过大数据实现精准医疗、质量监管、政策评估、流行病预测、疾病诊断预测等。因此，大型综合医院大数据平台建设应该响应国家大数据建设政策，围绕大数据集成治理模式、大数据标准体系、大数据共享平台、大数据知识发现平台、医疗服务模式创新等重点问题进行突破，搭建基于标准的大数据资源与应用体系，研发大数据系列技术产品，开展综合性应用示范，以达到推动健康医疗大数据应用和带动健康医疗大数据产业发展的目标。

在国家分级诊疗制度建设进程中，各种类型的医联体建设如火如荼，医联体内的大数据"全局视图"特征意味着数据资源的挖掘必须首先进行区域数据整合，因此应以需求为导向建立数据共享平台，使得健康医疗数据可在医联体内有效流动和共享使用。

医疗机构大数据建设的基本路径是：从数据集成到数据治理，再到数据应用和价值创新。大数据平台构建是一个系统工程，需要整合数据采集、数据集成、数据治理以及数据挖掘利用的技术、工具和资源，打造从业务系统产生数据、数据平台分析数据产生知识、知识库辅助医疗决策反哺业务系统这样一个良性循环的数据闭环。

本书以医院数据集成与治理、大数据平台搭建、大数据应用案例为主线，从医院大数据平台建设到数据应用案例，分享了健康医疗大数据从"造"到"用"的过程。全书内容共分为八章。第一章介绍了医院大数据平台建设的探索，阐述了健康医疗信息化与大数据对健康医疗事业的促进作用。第二章介绍了医院大数据平台体系建设，对云平台、数据资源集成管理、应用支撑管理等相关技术进行了介绍。第三章讲解了医疗大数据治理方法，包含数据治理涉及的数据标准、术语、元数据、主数据、数据质量管理、数据安全管理等内容。第四章介绍了大数据支撑应用的数据组织方法，通过需求梳理、组织模型设计、数据流及可视化等技术对数据进行组织，从而完成"造平台"的过程。第五至七章是造完平台后"用平台"的过程。第五章分享了医院临床科研大数据应用案例，涉及临床科研的方法学、数据制备以及多种科研探索应用案例。第六章分享了医院管理大数据应用案例，涉及医院医疗管理及医院运营管理等部分。第七章分享了医院互联互通大数据应用案例，主要是医联体数据集成及相关数据应用。第八章展望了新技术时代的数据应用，包括物联网、5G、人工智能与区块链技术在健康医疗数据中的作用。

本书主要为医院信息化从业人员，从事医院管理大数据、临床大数据分析的工作人员，以及未来有志于进行大数据探索的医院管理人员、临床科研人员提供参考。本书内容凝聚了编者多年来在健康医疗信息化和健康医疗大数据建设实践中的经验和心得。在撰写过程中，虽然我们参考了众多学者的论著及科研论文，也进行了长期准备和反复修改，但囿于知识及经验的局限，书中难免有错误、疏漏及不妥之处，恳请各位前辈、同道及读者批评指正。

本书支撑课题：

1. 四川省科技计划重点研发项目《基于云平台的医联体分级医疗协同

模式研究与示范应用》（项目编号：2019YFS0034）

2. 四川省科技计划重点研发项目《基于人工智能的心梗风险预测辅助决策系统研发》（项目编号：2020YFS0092）

3. 四川省科技厅国际合作项目《糖尿患者全病程智慧化健康管理平台研发及健康自我管理模型的构建与实证研究》（项目编号：20GJHZ0222）

4. 四川省科技计划重点研发项目《基于机器学习方法的临床数据质量辅助审计平台关键技术研究》（项目编号：2020YFG0057）

王觅也

目　录

第一章

医院信息化步入大数据时代

第一节　大数据与健康医疗大数据

一、大数据的概念

信息技术的高速发展，产生了海量数据，把人们带入大数据时代。大数据、云计算、物联网是常常被放在一起讨论的新概念与新技术。"大数据"的概念是由维克托·迈尔·舍恩伯格和肯尼斯·库克耶在《大数据时代》一书中首先提出来的。他们强调对数据的处理不需要采用随机分析法（抽样调查），而是直接对所有数据进行分析处理。在全新的互联网时代，人类社会进入以PB为单位的结构和非结构数据信息的新时代，人们可以高效、轻松便捷地将大量的数据进行存储，并随时进行分析和运算，包括不同复杂程度的数据，如非关系型数据库数据、互联网数据以及大规模并行处理数据等。大数据，通常是指多源异构、跨域关联的海量数据集合，其数据量特别大、数据形态众多、数据结构复杂，使用传统的软硬件及算法难以进行数据的存储、处理和分析。直观地讲，大数据除了是大量数据的集合，还包括数据收集、数据存储、数据分析、数据利用、数据共享、数据管理等过程，是一个复杂的技术体系。

随着各种感应探测技术、智能终端以及移动互联的广泛应用，社会生活各方面都可以以更细粒度的数据形式呈现，使得社会的"像素"能力显著提升，从而整个社会的数字化程度更高，传统的经验管理正向数据驱动的管理方式转变。人们在讨论大数据的时候，常使用4个"V"的基本特征去识别，即规模大（volume）、快速（velocity）、多样（variety）和价值（value）。

大数据在各个学科领域包括医学、经济学、管理学以及公共管理学领域得到了广泛探讨与研究。从广义上看，大数据为人们提供的是一种看待世界的新方法。着眼于整体分析的视角，数据的价值将呈现出意想不到的效果。

二、健康医疗大数据的概念

物联网、云计算、人工智能等新兴技术的发展正在深刻改变着传统的医学与健康服务模式。在医学领域，大数据的概念常常包括多方面内容，如分布式、云计算、机器学习、可视化、影像识别、语音分析、视频处理、感应探测技术、互联网技术、人工智能、临床数据中心、集成平台等等。健康医疗大数据不仅是技术，也是资源，还是方法。

根据文献分析，目前对"健康医疗大数据"的内涵处于定义阶段。文献中出现了很多不同的概念称谓，包括健康医疗大数据、医疗健康大数据、医疗卫生大数据、健康大数据、医疗大数据、生物医学大数据等等。健康医疗大数据涵盖人的全生命周期，既包括个人健康数据，又涉及医药服务、疾病防控、健康保障和食品安全、养生保健等多方面数据的汇集和聚合。其数据来源包括医疗大数据、健康大数据、生物大数据和经营大数据等各方面。

通过对中国知网中限定主题词"医疗大数据"进行检索，从关键词共现图谱发现医疗大数据的高频次关键词包括医疗数据、数据挖掘、健康医疗大数据、人工智能、大数据应用、医疗健康、云计算、智慧医疗等，反映出医疗大数据的主要研究热点是数据挖掘、人工智能、大数据应用、云计算和智慧医疗等内容；医疗大数据研究领域关键词被聚类成7类，标签有大数据、全民健康、数据采集、大数据应用、电子病历、大数据平台、信息平台，说明国内医疗大数据研究热点是医疗大数据的采集、平台搭建和大数据应用。

三、国外、国内医疗大数据的研究现状

随着联合国《大数据促进发展：挑战与机遇》白皮书的发布，大数据迅速成为国际上各行各业的热门议题，尤其是在健康医疗领域的应用引发了一场跨界的革命。各国纷纷出台相关政策并设立各类研究发展计划，推进医疗大数据应用发展，健康筛查、辅助诊断、个性化诊疗、疾病风险预测与预警、卫生政策评价、新药研制等创新应用不断涌现。

从国际整体形势来看，美国、英国、日本等发达国家的医疗大数据起步较早，较为成熟。从2012年美国政府宣布投资2亿美元启动"大数据研究和发展计划"开始，大数据已成为美国的重要战略目标，美国政府通过各种政策和倡议鼓励健康医疗数据的使用；2015年9月，美国国家医疗信息技术协作办公室发布了《美国联邦政府医疗信息化战略规划（2015—2020）》，明确提出了"信息收集—信息共享—信息利用"的战略路线；精准医疗是医疗大数据领域的一个标杆模式，在美国已逐渐升温。其他发达国家在健康医疗大数据的发展方面也各具特色和亮点，如英国和日本对个性化医疗方式的积极探索，法国对人才发展的鼓励，澳大利亚对技术标准和隐私安全的规范，新加坡对健康医疗人数据用于养老方面的尝试，韩国对生物医学银行的倡导等等。发达国家大多重视大数据基础设施建设和

　　信息技术的开发利用，鼓励政府等公共部门提升大数据分析能力，灵活利用健康医疗大数据，促进医疗卫生事业发展。

　　我国政府对医疗大数据的应用也愈发重视，健康医疗大数据被定义为国家重要的基础性战略资源，是国家大数据建设重点工程之一。近年来，我国政府密集出台了一系列医疗卫生领域的政策文件，主要涉及构建信息网络平台，加强区域医疗卫生服务资源整合，推动电子健康档案和电子病历数据整合共享，推动基因技术和精准医疗技术发展，发展预防、治疗、康复、养老等一体化健康服务新模式，推进智慧健康医疗，加强安全保障和患者隐私保护等。2015年9月，国务院印发《关于促进大数据发展行动纲要的通知》，将健康医疗大数据发展列为大数据建设工程之一。2016年6月，国务院印发《关于促进和规范健康医疗大数据应用发展的指导意见》，标志着我国将健康医疗大数据应用发展正式纳入国家发展战略之中。2016年10月，国务院印发的《健康中国2030规划纲要》中将推进健康医疗大数据应用列为重点内容，强调要实现公共卫生、医疗服务、医疗保障、综合管理等应用系统的数据采集、集成共享和业务协同。健康医疗大数据的应用和发展将带来健康医疗模式的深刻变化，有利于激发深化医药卫生体制改革的动力，提升健康医疗服务的效率和质量，扩大资源供给，不断满足人民群众多层次、多样化的健康需求，有利于培育新的业态和经济增长点。同时，我国在生命健康方面的科技投入持续增强，国家陆续启动了一系列医疗健康大数据研究的重点专项工作，预计5年内我国将产生300 PB以上的基因组数据。与国外研究现状相比，我国在医疗大数据领域尚未开展充分的研究及应用，但国外医疗领域在数据资源整合及其他方面的成功经验可以推动我国医疗大数据实现快速发展。

　　国务院2015年9月印发的关于《促进大数据发展行动纲要的通知》和2016年6月印发的《关于促进和规范健康医疗大数据应用发展的指导意见》

两个政策文件构成了我国健康医疗大数据发展的核心战略，成为纲领性文件。从发布的战略文件来看，我国健康医疗大数据战略的聚焦点主要分为六大领域：①大数据资源建设，主要包括构建电子健康档案、电子病历数据库，建立大数据中心，实现数据的联通、融合、交换、传输、开放和共享。②大数据应用建设，包括推进健康医疗大数据治理应用、临床科研应用、公共卫生大数据应用等，形成应用新业态，促进医疗设备的研制和推广，加强统计分析、深度挖掘等技术运用。③大数据服务建设，包括互联网医疗服务、健康惠民服务、远程医疗服务、健康医疗教育培训服务等应用。④大数据保障体系建设，包括加强大数据法规体系、标准体系、网络可信体系、数据资源目录体系、数据安全保障体系等。⑤大数据组织体系建设，包括建立专委会，组织制定相关政策等。⑥大数据专业人才体系建设，包括强化医学信息学学科建设、信息化复合型人才队伍建设，推进大数据应用的人才交流与合作机制建设等。在整个战略体系中，大数据中心建设是基础，大数据应用和服务是动力，大数据组织提供战略指导，大数据保障体系和人才培养是保障。

第二节　大数据与医院信息化

医院信息化是医院围绕自身战略目标和发展思路，构建和应用支撑医院管理与业务运行的医院信息系统的过程，这是一个长期的、不断完善的过程。其本质是靠技术的革新改变医院各类业务数据采集、存储、传递、管理、使用的方式，拓展业务工作模式，优化工作流程，提高工作质量与效率，提升医院服务与资源管理水平，促进医院获取最佳的资源效益。医院信息化是实现医院战略目标的有效抓手。我国医院信息化建设与应用起步于20世纪80年代，迄今为止经过了以下四个阶段的发展历程：从最开始的以人、财、物等医院管理事务为核心的部门级应用阶段，到以电子病历为核心的临床业务系统应用阶段，再到以信息平台为核心的打通全业务流程的全院级应用阶段，如今正处于基于大数据和人工智能技术时代中的智慧医疗应用阶段。

医院信息化的工具是信息管理系统，系统建设与应用的具体工作包括：业务分析与重组、系统规划与设计、系统开发与部署、系统运营与配置维护、人员培训与监督使用、数据收集整合、数据分析利用等。从大的方面来说，医院信息系统主要由支撑各类业务活动的生产业务系统以及集成串联各种业务系统的信息平台构成。信息系统一旦运转起来就会不间断地实施采集、储存、处理和传输数据的工作，30多年的医疗信息化发展至今，各大医院都已积累了大量的数据资产。20世纪90年代，医疗数据逐渐产生；2000年至2009年，医疗数据形成常态化积累态势；2010年至2019年，医疗数据实现了原始积累并且呈几何级增长，尤其是基因数据、影像数据和物联网体征数据的累积使得医疗数据变成了海量数据；到2020年，我们迈向的是数据应用时代。

据统计，如今普通的医疗机构平均每年会产生1~20 TB的医疗数据，大型医疗机构每年会产生300 TB~1 PB的医疗数据。医疗数据资源具有数据规模庞大、数据增长快速、数据结构多样和价值密度多维、数据可信性要求高、数据安全社会关注度高等特性，因此常被称作医疗大数据。根据业务领域的划分，医疗大数据主要包括六类：一是个人日常生理数据，包括检验检查结果数据等；二是基因组学、蛋白组学数据；三是电子病历和健康档案数据，包括病历数据、医嘱数据、费用数据、医保业务数据等；四是大型队列研究、医学科研数据，包括健康人群体检数据、随访数据等；五是网络健康数据，包括健康咨询、在线问诊数据等；六是公共卫生数据。根据数据格式的不同，医疗数据可分为结构化数据和非结构化数据，目前被利用的较多的是结构化数据，而非结构化数据中涵盖的宝贵知识亟待开发。随着数据资源的积累和应用需求的不断升级，将数据通过深度挖掘转化为知识，是医院信息化发展的重要目标，基于知识库的智能医疗系统是必然趋势。

医疗大数据不仅具有传统大数据所具有的4个"V"的基本特征，还独具如下六个特征。

（1）时序性。健康档案资料是围绕个体生命周期的纵向跟踪的持续性的数据资料。无论是健康管理活动还是疾病治疗活动，其发生的行为都是连续性的、多次数的。不同的时间周期内产生的医疗大数据都是具有时间标签属性的。对于相同的诊疗活动，不同时间段产生的数据也是不同的，比如血压值、心电图数据、检验值等，因此医疗大数据本身都是与时间相关的。

（2）多维性。医疗大数据的主要部分是临床诊疗资料，以患者为中心开展的治疗工作，包括方方面面：医生对患者开展诊断治疗活动产生诊疗数据，医技对患者开展检查活动产生检查检验数据，护士对患者开展护理活动产生护理数据，医保对患者开展结算活动产生费用数据，药师对患者开展药事活动产生药学数据，等等。因此医疗行为从数据特性上呈现多重维度的展示。

（3）隐私性。医疗大数据的产生来源于患者，因此其中往往都包含患者的隐私，最直接的隐私信息包括姓名、性别、身份证号码、社保卡号码、电话号码、家属信息、家庭住址、单位资料和疾病资料等。在医疗大数据库里隐私信息也许分布或隐藏在不同的地方，通过大数据关联分析也许会出现隐私被还原或者被暴露的情况。鉴于对患者隐私的保护，在进行大数据查询分析时都应该采取最严格的安全策略，将患者隐私信息隐去。

（4）复杂性。在我国医学领域，医学术语体系大多参照国外体系标准，但鉴于中英文表达方式的巨大差异，存在国外与国内标准难统一、文字和语义表达难归一等现状。特别是医学信息术语体系，国内更是发展缓慢。

（5）冗余性。信息化建设工作是一个循序渐进、逐步上线的过程，由于建设厂商不同、系统上线时间各异，信息孤岛现象普遍存在，因此各系统都是各自为政，分别都存储了一些共通的信息，如患者基本信息或患者基本病情等，使得医疗数据存在一定的冗余性。

（6）不完整性。无论是传统的手工病历记录还是信息化时代的电子病历记录的医疗数据，均会存在对整个医疗过程记录不完整的情况。由于医疗活动的复杂性，医疗数据是很难被固定格式的数据库所完全记录的。时常由于临床科学需要，医护人员会建立一些随访数据库，为开展特性目标的研究而补充记录患者资料，但也只是很小范围和很短周期的一段信息补充。

第三节　大数据对医疗事业的促进作用

大数据本身无价值，大数据产生价值的关键是对其进行处理和利用。应用大数据技术对医疗数据资源进行挖掘分析，形成知识规则，服务于临床、科研和医院管理，是医疗数据资源利用的重大价值体现。

一、智慧医疗

大数据给智慧医疗带来无限的发展空间，智能决策正在不断提高医疗的便捷度和精准度。智慧医疗是一种以患者为中心的医疗服务模式。智慧医疗利用大数据存储与处理平台，广泛采集和深度利用数据，应用数据挖掘关键生理特征，对医疗数据继续建模与分析，达到发现早期疾病和预测健康风险的目的，为医务人员提供参考。

1.实时掌握患者健康状态

大数据的应用有利于患者管理所需的全方位信息的采集和传递。通过视、触、叩、听的检测方法用各类仪器对患者进行健康状态的数据采集，通过电子病历系统完成患者整个救治过程的信息记录，通过移动随访系统进行患者院后的愈后状况跟踪。借助信息化设备汇集了健康管理的大数据，内容包括生命体的先天因素、后天因素、环境因素、个人主观感受、检查结果、治疗方案、病理变化等。物联网技术和互联网技术的兴起可以促进健康信息数据采集的全面性和准确性。

2.动态监测和干预患者健康变化

大数据的应用有助于信息动态变化的观测。患者治疗和康复是一个动态的过程，医护行为的重点即是准确捕捉患者身体指标并进行有效的判断和及时的干预。借助大数据技术，可实现健康监测的信息化和自动化。医疗活动所产生的海量数据可支撑真实世界的探索，经挖掘分析形成的知识库可回馈于临床，进行疾病筛查、辅助诊断、治疗方案建议、风险预测等，进一步对患者进行精准治疗。构建疾病监测模型，让健康异常状态实时被捕获，使得疾病被早发现早治疗；构建疾病预后评估模型，让医疗工作者提前预知有可能发生的并发症，及时干预。

3.智慧医疗辅助诊疗的多种应用场景

智慧医疗正在成为医疗信息化的重要领域和发展方向，以云计算和大数据为支撑的智慧医疗在疾病的早期筛查和诊疗方面发挥着日益重要的作用。目前大数据在智慧医疗中的应用价值体现在医学检验分析、医学图像分析、临床决策支持、用药指导、远程诊疗应用等诸多领域。基于检验大数据分析有望发现新的疾病预警指标，如通过大数据分析，可将检验数据与临床症状数据等进行逻辑关系分析，挖掘与疾病相关的新标志物，提倡同时检测多种标志物来达到提高灵敏度和特异度的目的。基于多组学检验大数据的分析，可更加完善地检测多种临床疾病生物标志物，从而提升对疾病的预警及诊断作用。医院超过90%的诊断数据来自医学图像，基于医疗大数据、医学图像和人工智能结合的智能阅片系统和图像分析系统，有望提升阅片标准，减轻阅片工作量，从而提升阅片效率和质量。大数据技术在临床决策支持中的应用体现于术前诊断、疗效评估、预后预测等方面，为临床决策提供更准确的信息，提高诊断效率，降低医疗成本，让患者获得更优质的服务。大数据技术可追踪药物使用情况，并分析判断与决策，根据患者的实际状况及时调整治疗药物的用量问题。远程治疗依赖于通过大数据技术构建互联互通、反馈及时和质量可控的远程监护平台，在此平台上建立患者居家终端与医院管理端的数据共享中心，形成慢病管理中心的监护和救护机制，从而实现智慧远程诊疗的目的，医生可以实时掌握患者健康状态，进行远程医疗指导和紧急医疗救治。

精准医学是智慧医疗的前沿应用。精准医学又称精准医疗，是以个性化诊疗为基础，随着基因组测序技术快速进步以及生物信息与大数据科学的交叉应用而发展起来的新型医学概念与医疗模式，本质上是通过基因组、蛋白质组等组学技术和医学前沿技术，对特定疾病类型进行生物标记物的分析与鉴定、验证与应用，从而精确寻找到疾病的原因和治疗的靶点，并对一种疾病不同状态和过程进行精确亚分类，最终实现对于疾病和特定患者进行个性化精准治疗的目的，提高疾病诊治与预防的效益。精准诊断、精准治疗与精准药物是精准医疗服务的三个重要方面。目前临床精准医疗、个性化靶向治疗均以大数据为基础，实现疾病诊治的科学和精度。精准医学目前在针对肿瘤的临床治疗中发挥着重大的作用。

二、智慧管理

健康医疗大数据是国家重要的基础性战略资源，要充分发挥其数据价值，离不开应用和实践。据文献研究，中国健康医疗大数据在智慧管理方面的应用主要有基于区域卫生健康信息平台的应用、医院大数据平台的应用等。

1.基于区域卫生健康信息平台的智慧管理应用

紧跟国家重要战略部署，各省市纷纷通过电子政务网，上接省卫生信息云平台，下连区域内所有医疗卫生机构，构建区域居民健康信息采集共享、医疗资源共享和医疗业务平台。基于这个平台，各省市卫健委可以实时掌握辖区内医疗机构运转情况。利用大数据技术，建设区域医疗卫生数据库，利用在线分析处理、数据可视化等技术对海量数据进行处理，提供强大的统计查询能力和统计挖掘能力，实现内涵丰富的数据报表、数据图表和数据报告，形成卫生资源、卫生经费、医疗保障、行为监测、医疗服务、药品管理、耗材管理、监测预警等指标监控体系，为卫生行政管理部门的监管工作提供决策支持，支撑卫生经济学的研究和评价。

2.基于医院大数据平台的智慧管理应用

医院管理能力的提升，离不开对医院业务数据的分析和利用。在记录患者信息的同时，各类业务系统同时也记录了医疗工作者的医疗行为，为医疗行为管理工作提供了可靠的数据支撑。大数据的应用有助于医疗机构运营的精细化管理，如进行患者量预测、住院时长分析、病历相似度分析等；有助于医疗机构的质控管理，如医疗质量预警预测、手术风险评估预测；有助于医疗机构考核管理，如病历书写完整性分析、开诊率分析。同时，大数据技术可以为医院的管理创新和科研发展带来一个质的飞跃，搭建大数据探索研究应用系统，整合大数据搜索引擎、知识推送系统和决策支持系统，通过超算集群提升计算能力，通过算法平台共享机器学习算法，将全院管理研究、临床科研通过大数据管理策略形成合力，将科研成果反哺应用，实现科研成果支持管理决策和临床决策。

三、智慧互联

大数据技术实现了医疗机构的信息互联互通，对助推全面深化医改、推动健康医疗服务模式转变、培育健康产业增长点，对支撑人民群众多元化健康医疗需求、支撑患者健康档案的跨区域共享和业务协同需求、提高医疗卫生资源使用效率，以及深化医联体统一管理等方面有着非常重要的作用。

医疗数据互联互通有两方面的含义，医疗系统功能互联互通和语义互联互通。功能互联互通是指多个系统之间通过设定功能和定义结构进行信息交换；而语义互联互通则更难，需要从数据整合、术语、域模型和信息框架等方面构建一致性标准，确定信息的结构和内容。健康医疗大数据的智慧互联基础是语义互联互通。智慧互联既包括功能层面的互联互通，也包括数据层面的互联互通，还包括应用层面的互联互通；既包括医疗机构内部的信息互联互通，也包括医疗机构与外部的信息互联互通。

1.基于医院大数据平台的院内互联互通

由于医院业务的复杂性，大部分医院的信息系统少则数十个，多则几百个，由于厂商不同，系统架构常常差异巨大，院内系统间难以进行有效的数据交换，因此院内信息互联互通是信息化亟待解决的基础问题。

院内信息互联互通的方式，一种是基于消息的服务总线所建设的集成平台，通过数据接口和消息总线实现院内各系统间的数据交换和协同交互，实现系统间的整合、扩展和集成，大多数是以电子病历为核心的集成平台。另一种方式是基于大数据平台的互联互通，在传统的服务总线基础上采用微服务架构，通过大数据平台集成各系统的数据，将所有院内数据放在一个整合的平台上，再经数据治理梳理成统一标准的临床数据资源中心，实现数据共享。这样既可以通过明细数据，以传统服务总线实现业务协同互联互通，也能以微服务实现实时计算后的汇总数据，反哺业务系统，实现辅助决策。

2.基于医院大数据平台的医联体互联互通

2017年，国家卫健委发布《国务院办公厅关于推进医疗联合体建设和发展的指导意见》（国办发〔2017〕32号），文件指出，各地结合区域内医疗资源结构与布局，人民群众医疗服务需求，充分考虑医疗机构地域分布、功能定位、服务能力、业务关系、合作意愿等因素，分区域、分层次就近组建医联体；2017年，基本搭建医联体制度框架和全面启动多种形式的医联体建设试点；2020年，全面推进医联体建设，形成较为完善的医联体政策体系，所有二级公立医院和政府办基层医疗卫生机构全部参与医联体。医联体建设的核心意义是区域核心优质资源下沉，带动区域医疗水平的发展，在区域内形成分工协作机制，真正实现双向转诊，提升基层服务能力。

医联体互联互通的方式，一种是医疗机构之间通过数据格式、数据内容和数据功能等数据标准的确定，通过数据接口和业务协同的方式实现联通；另一种是基于大数据平台的互联互通，以解耦的方式预先实现医联体数据的集成。将所有医联体数据放在一个平台上，再经数据采集、数据治理梳理成统一标准的对外互联数据资源中心，对整体医联体的业务开展和管理工作提供数据支撑，实现业务联通、管理统一。

主要参考文献

［1］吴梓妍. 大数据时代：数字化医疗发展机遇与挑战 [J]. 产业创新研究，2018，39（11B）：57-60.

［2］王淑平，梁颖. 大数据背景下医疗卫生行业数据应用研究 [J]. 自动化技术与应用，2020，39（1）：54-57.

［3］卢友敏. 医疗大数据及其面临的机遇与挑战 [J]. 计算机工程应用技术，2018，（21）：5-6.

［4］陈建昌，基于 Citespace 知识图谱的医疗大数据可视化分析 [J]. 创新创业理论研究与实践，2019（16）: 179–180.

［5］舒婷，梁铭会 . 美国联邦政府医疗信息化战略规划（2015—2020）内容简析 [J]. 中国数字医学，2015（2）: 2–4.

［6］杨山石，王贤吉，宋捷，等 . 基于健康医疗大数据的卫生决策机制构建 [J]. 中国数字医学，2018，13（3）: 5–8.

［7］李后卿，印翠群，樊津妍 . 中国健康医疗大数据国家战略发展研究 [J]. 图书馆，2019（11）: 30–37.

［8］和海妍，刘伟，王云霞，等 . 大数据分析在智慧医疗辅助诊断中的应用与发展趋势 [J]. 国际检验医学杂志，2019，40（13）: 1537–1540.

［9］李灿东，蔡晶，唐岚芳 . 中医健康管理与大数据 [J]. 中华中医药杂志，2019，34（9）: 4134–4137.

［10］施永贵，施永胜，唐加福，等 . 大数据时代智慧医疗卫生云平台的研究与实践 [J]. 数字通信世界，2019（10）: 133–134.

第二章
医院大数据平台体系建设

　　信息时代下各种新兴技术如物联网、云计算、人工智能等极大拓展了医疗卫生大数据的应用和创新，随着大数据领域的不断扩展，学术界、产业界以及政府部门均对面向医疗卫生机构的大数据平台提出了极高的要求。国内外对于大数据的研究以及国内相关政策指引等都一定程度地指出了大数据建设的整体思路：从数据采集到数据集成，再到数据应用和价值创新。医院大数据平台构建是一个系统工程，整合数据采集、数据集成以及数据挖掘利用的技术、工具和资源，打造从业务系统产生数据、数据平台分析数据产生知识、知识库辅助决策反哺业务系统这样一个良性循环的数据闭环。

　　本章将详细介绍医院大数据平台的完整体系，从资源层、服务层到应用层的多层架构设计以及核心模块的系统功能设计与重要技术应用等内容。

第一节　大数据平台：医院后信息化建设的破冰之道

　　伴随着人类社会从工业时代向信息时代，再到数据时代的转变，医院信息化也从医疗各业务系统的建设逐步过渡到医院信息数据中心的建设。在医院信息化建设过程中，传统基于业务流程系统化的建设思路已经不能满足以医学信息数据为中心，协调各种物理资源，整合多种应用能力，提供基于数据的以智慧服务为中心的现代化医院建设需要。

　　受限于医学的复杂性、医学信息技术起步晚、计算机科学技术发展和迭代快速等因素，我国大多数医疗机构在进入医疗信息数据智慧服务阶段都感到问题颇多，如多源异构数据难整合，数据权益政策不明确使得数据难共享，数据挖掘技术壁垒高使得数据资源建设难度大、数据价值开发程度低等。

一、卫生信息标准的缺乏和滞后

　　当前，我国关于医院信息化建设的许多标准还处于规范试行阶段，一些标准的落地晚于系统建设期，一些标准至今还未正式出台；而医院建设过程中所需的业务系统往往以自身业务流程系统化为主，受限于支撑各业务的信息标准缺乏，且各业务之间也并未形成系统层面的统一，在实际建设中对底层数据规范性的顶层设计就无从谈起。相同概念的字段重复构建，散落在不同的业务表中；各种概念、字段、名称任意命名，英文、中文缩写随意设置。在医院业务稳定且变动不大时风险可控，一旦业务大幅变动、业务系统更换、业务接口调整等，在缺乏统一的数据管理规范和信息交换标准的有效执行下，往往风险较大。

　　虽然医院信息化在系统建设阶段不能按照标准执行，但在各种标准出台之后，医院也必须搭建一套映射规范去对标。映射的过程需要先梳理医院自身的数据资源情况，定义同义词和近义词关系、语义上下级关系、数据血缘关系等，最后将治理好的数据项目与标准建立映射关系。医院数据资源的管理是非常重要的基础工作，对数据资产进行规范化定义、标准化治理、流程化应用，以及后效利用评价，形成管理闭环。在这个过程中，利用大数据理念，基于医学信息化互操作标准如HL7、LOINC、ATC以及SNOMEDCT等，利用NLP分词技术、图像识别技术、语音识别技术等大数据技术，将所有非结构化数据和结构化数据统一治理、离散重组，构建元数据管理、主数据管理等治理体系，形成基于信息标准的数据资源平台，去实现对内数据对接、对外互联互通的应用模式，构成一种新的解题思路。通过数据治理体系让医疗数据真正可以被识别、被分析、被共享，保障数据是高质量、高可用和高价值的。

二、信息孤岛的存在

医院在数字化建设的过程中，每个专业领域都倾向于独自选择其领域内最优的系统供应商，于是在院内形成了一个个独立的应用系统。为了解决数据孤岛问题，保证业务流程的连续性，传统的做法大多是基于消息总线信息平台开发诸多接口来实现系统对接。由于系统接口的标准不同、文件的格式不兼容等问题，数据接口维护量大，异常事务时有发生。

以电子病历为核心的诊疗系统记录了患者的基本资料、家庭信息、家族患病史、患者健康摘要、手术史、预防接种史、过敏史、月经史、生育史、历史诊疗记录、历史用药记录、体格检查、检查检验记录、检查影像数据、病程记录、诊疗记录、医嘱记录、费用记录、用药记录、手术记录、诊断信息、随访信息、组织标本信息、生物信息等就诊资料。虽然系统之间通过数据接口在数据交换层面解决了互联互通的问题，但对于患者来说，在医院所产生的各种数据还是分散存在于HIS、LIS、RIS、PACS、体检等系统中。电子病历系统虽然整合了患者在院就诊的大部分数据，但若想全面了解患者就诊的各种信息，还需分别通过不同系统来查询。对医院各级管理者来讲，要想全面了解医院运营信息，也要通过综合不同系统的信息来完成。从互联互通的角度看，仅仅通过消息集成来消除信息孤岛是远远不够的，更有效的方式还是进行数据层面的整合。

信息数据的整合是一个庞大的系统工程，需要在实践的基础上进行整体的规划和资源的整合。利用大数据理念和技术，将原有散在各系统的相关数据集成整合，建设基于行业标准的数据中心，在此基础上构建基于大数据服务总线的集成平台，以此支撑以数据为中心的业务互联互通。这是一种新的解题思路，通过打造数据集成平台，为临床、科研、管理和协同医疗服务。

三、存储和计算的瓶颈

未来1~3年大型综合医院的数据存储量将逐渐达到PB级。为了保证业务的正常运行及溯源需要，业务过程中的每一步数据都需要被存储下来。随着医院信息化时间越来越长，数据存储的空间需求会随时间的推移不断增大。尤其是精准医学基因测序的开展，更使得数据量呈指数级飞跃。而医院普遍存在的现状：机房空间受限，存储资源远远不能满足如此庞大的增量需求；即使医院采购存储资源，难免由于采购政策等管理因素制约，时长周期不可预知，存储扩展兼容性难以控制；受制于单体应用服务器的配置，对于历史海量数据的查询、计算性能瓶颈会愈发明显；对于新开展的基于图像处理、基因计算、文本解析等大数据分析业务而言，传统医院IT架构的计算硬件和计算模式已难以满足应用需求。

对硬件资源的管理，包括存储资源、计算资源和网络资源的管理运维，是医院信息化的基础管理内容，也是体现服务质效的重要工作。利用大数据技术搭建云平台是一种解题思路。通过云平台的负载均衡技术、服务资源水平扩展技术，可有效地调用后台闲置资源参与海量计算，加速计算进程。将资源进行池化，共享基础硬件的计算、存储和网络资源，硬件和软件被隔离和分层，将IT运维模式从原来"垂直、分散"的维护模式转变成"纵横交叉、分布集中"的维护模式，降低运维成本和难度，提升服务质效。

四、非结构化数据处理方法的不足

除了结构化数据的应用需求，医院还有超过90%的数据都是非结构化数据，如病历文书等文本资料、影像图像、病理图像、超声视频、手术视频和基因数据等，对这类数据的管理和处理也未形成标准，传统方法无计可施。

医疗文本以电子病历为代表，包含了大量丰富的医疗信息，是进行疾病预测、个性化信息推荐、临床决策支持、用药模式挖掘等的重要资源，并且可以以此为基础进行医院机构服务价值的衡量。虽然蕴藏着无尽的医疗知识，但由于医疗文本大都是自然语言的描述方式，且还伴随着录入习惯、地域口语区别、医学名词简写、同义词和近义词等应用现状，医疗文本处理起来确实尤为困难，到目前为止都还不能被大规模有效利用。要解决此类问题，必须借助大数据技术，如机器学习和自然语言处理等技术，设法将非结构化数据转化为结构化数据，才能被分析和利用。处理的过程包括参照国际国内术语标准形成术语语料库、病历文本NLP分词与映射、关系定义与处理、信息定向抽取等等。

医学影像设备是医院医疗设备中不可或缺的组成部分，也是医院综合实力的重要体现，不仅为临床诊断提供重要保证，同时为科研、教学提供了重要平台，为医院发展起到了重要的推动作用。医学影像的存储与传输包括医院的数字医疗设备如CT、MRI、US、X光机、DSA、CR等产生的数字化医学图像信息和相关的诊断报告。医学影像信息被数字化、数据化后形成了丰富多样的、存储量庞大的医学影像大数据，数据类型大多为图像信息。医学影像信息化可以充分体现大数据为现代医疗带来的好处。影像数据处理依赖于影像表示方法和应用领域专业知识，处理的过程包括对象识别、特征提取、数据挖掘和知识整合，所用到的数据处理技术常见的是机器学习方法。

生物医学领域里以DNA双螺旋结构的提出为起点，在20世纪后期出现了飞跃式的发展。具有重大意义的几个技术革新，如基因的一代测序、二代测序和各种组学的技术等大大加速了生物医学领域数据的产生速度。生物医学数据研究活动产出的数据体量特别巨大，有些实验甚至可达TB级；数据复杂异构，各类仪器设备有各自不同的数据输出格式，数据的形式多种多样，直接影响数据处理的复杂度；数据驱动需要通过对海量数据的研究来探索其中的规律。数据海量、数据形式复杂、超级计算的需求以及分析挖掘方法多样等生物医学数据的特性都将解决方案指向了大数据技术。

五、数据算法复用程度低

之前对信息孤岛的定义大多针对业务系统体系，随着数据应用系统的发展和构建，孤岛现象也逐渐出现在数据应用体系中，比如针对手术间资源配置分析决策系统的数据分析方法和分析结果较难应用迁移到类似的其他系统中。

数据分析算法也需要服务化，通过统一的大数据平台，能够将所有数据类的分析方法、处理技术、分析模型和分析结果有机整合，让所有原始数据、二次加工数据和分析结果数据均在一个平台环境内流动，除了解决新的数据孤岛的问题以外，还能将科研产出结果在平台上实现转化，应用于实际的临床和管理活动。

六、以信息数据服务为导向的医院后信息化建设的解题思路

医疗业务过程所产生的海量数据是跟随患者诊治过程而逐渐丰富和完善的。在患者诊治过程中这部分数据被高频使用，随着诊治行为结束，其使用频率逐渐降低，虽然后续可能会被相关科研需求偶尔激活，但长期来看数据终将走向静默状态。所谓医院后信息化建设，就是围绕医疗信息数据的再次利用，在长尾期中发挥海量数据的价值，协调各种物理资源、整合多种应用能力的医院全新信息化建设的过程。

现代化医院管理离不开医疗信息化的建设。虽然各个医院的实际情况不同，但上述问题或多或少都存在。以分布式存储和计算、自然语言处理、机器学习等为代表的大数据技术在很大程度上为解决上述问题提供了基础技术和工具。

推进医院后信息化建设的一项重点是设计一套基于"松耦合"模式的大数据平台架构体系，有效利用大数据基础技术工具打造集成化的平台，根据不同数据特点组织和管理数据并形成数据资源中心，以统一的医院大数据平台全面支撑以信息数据服务为导向的医院后信息化建设。

第二节 医院大数据平台的架构体系设计

诸多的技术瓶颈和应用现状极大影响了医院数据资源的开发和利用。当前亟须做的事情是打破信息孤岛，搭建数据桥梁，打通数据产

生、数据采集、数据治理、数据统一、数据交换、数据分析、数据反哺应用等整条数据链的全部环节，让数据真正成为资源，发挥出应有的价值。通过构建 "云平台+数据资源+应用和服务能力" 的医院大数据平台立体服务模式，可建设一个大数据闭环生态体系，将大数据资源服务于临床救治、精准医学、科研转化、医学技术发展，创新医疗协同服务模式，健全医院管理评价体系，完善现代医院管理制度，深化公立医院改革。

一、大数据平台建设的两个环节

大数据平台的构建是一个系统性工程，其标准过程应该从反复打磨设计方案开始，到核心模块系统的研发，再到低耦合性的有效组装整合，最后通过安全统一的服务资源环境对外提供包括数据、算法模型等在内的服务能力，整体过程就是"先造再用、低耦整合、闭环反哺、造用结合"的设计理念。先"造"平台，再"用"平台，使产生的模型及知识可再次进入平台，使发现的知识可以复用、可以分享。

"造"平台，首先，利用大数据集成工具及技术进行多源异构数据的高效整合，并通过数据治理确保数据质量。其次，结合中文医学术语体系以及领域模型，以解决医学领域内外信息在语义网层面上的关联与融合，以形成医疗卫生大数据资源池。再次，遵循方法学并研究通过集群化能力实现大数据分析、知识发现、可视化等应用，并将方法学体系系统化、平台化，消除用户在数据使用时的技术壁垒。最后，通过云平台的基础能力实现数据服务总线的集成平台，完成数据资源及方法学的协作与共享。"造"平台的关键技术包含以下四点：优选集成平台相关技术、构建大数据资源池、形成大数据方法学体系、建立大数据资源协作的共享机制。

依据领域模型及临床语义网完成了多源异构的数据治理、数据整合，并形成大数据资源池之后，如何形成对智慧医疗的支撑体系，是"用"平台的关键，其涉及智慧医疗诊治、数据驱动的管理决策支持、临床科研知识发现、医联体业务协作等等。

二、大数据平台建设的三个层次

贯穿从"造"到"用"的思路，医院大数据平台的建设逻辑划分为三个层面的内容：基础设施层、数据整合层和应用服务层，见图2-1。

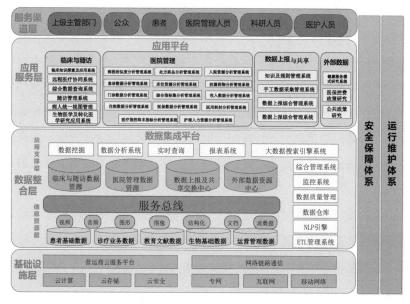

图2-1　大数据平台逻辑架构

1.基础设施层

基础设施层主要包括计算资源、存储资源、信息安全、网络系统及机房工程等建设。由于数据资源的多样性，带来计算量的暴涨和存储量的剧增，从技术和成本考虑，可以通过云方案来解决，可建私有云、公有云和混合云。通过云模式，支持PB甚至EB级海量数据的存储及高效计算。采用大数据技术，融合新型的分布式计算和传统的并行计算技术，实现数据的高效交换，资源的弹性供给。

在设计计算资源管理架构中，需要考虑常规算力资源、普通超算资源和特殊超算加速资源整合层面统一建设。三种算力资源有不同的计算服务场景需求。常规算力资源主要服务于以数据抽取、数据治理和OLTP业务等为主的实时计算。这类需求对算力消耗可依托策略调度实现并行计算，通过一定的工具或系统，将普通服务器的计算能力较好发挥。普通超算资源主要服务于自然语言处理、图像影像数据的智能识别和深度学习，这类场景所需的计算能力大多依赖于高性能、高并发的GPU等加速计算芯片，通过深度学习框架所提供的并行算法实现高速计算，以便快速得到计算结果。普通超算资源节点上，考虑直接提供主流的深度学习框架。特殊超算加速的计算节点是相对特殊的一类，其主要针对基因组学、蛋白组学等数据进行加速服务，通用做法是针对现有的FPGA或GPU植入专用于加速的特定算法后，在某些超算场景下形成大幅超越原有计算能力的特殊加速能力。特殊加速能力依赖于具体场景和所植入的特定算法，对应的计算性能提升几倍甚至几十倍，但一般不适用于普通超算业务。

在存储资源管理架构的设计中，既要根据数据形态的结构、半结构和非结构性考虑设计方案，也要根据数据温差属性考虑热态数据、温态数据和冷态数据间不同的存储方式，还要分析实际数据是否存在单体大容量等特点进行针对性的存储管理。

基础设施层的整体设计和建设，不应仅仅考虑无限扩展自建的私有云底层资源，还须考虑在资产的规范管理和设备的折旧与底层计算和存储资源的扩展达到一定平衡后，需要一种更为弹性的设计架构予以支撑未来的需要。公有云天生的无限计算和存储资源提供了较大的弹性空间。租用的公有云的资源，与已建成的私有云资源进行技术层面的打通，通过安全网络设备和管理策略进行有效隔离后，形成混合云资源，在合理策略管理下实现基础设施层安全统一的管理。

2.数据整合层

数据整合层包括两部分功能：信息资源整合和应用支撑。

信息资源整合是指将不同业务来源、不同数据类型、不同存储需求的多源异构数据，遵循医疗行业和国内外相关标准，利用一定的数据处理技术，通过有效的数据治理和数据质量管理，将分散的信息数据进行集中存储和统一管理的过程。信息资源整合的重点是将多源异构数据源集成存储，包括数据源到数据仓库的集成、数据仓库到数据集市的集成。参照HL7、UMLS、SNOMED CT、LOINC、ATC、DICOM等行业标准以及国家卫健委颁发的一系列数据集标准来实现平台数据的标准化及数据治理和数据质量管理。数据资源中心按不同分析类目而分模块独立建模、分类存储：面向临床与随访的数据资源中心，面向医院管理的数据资源中心，面向卫生政策管理和健康档案管理的外部数据资源中心，面向数据对外交换共享的数据资源中心。这四大信息数据资源中心涵盖临床治疗、科研探索、医院管理、卫生决策、数据交换等医院主要活动所需的数据内容，基于数据利用目的和参照信息标准进行数据建模。其中临床与随访的数据资源中，除了存储常规医疗业务的结构化数据，还包括基于医学术语集的基础上利用自然语言处理技术将电子病历中的非结构化文本解析为结构化数据，便于临床科研的分析利用；除了存储诊疗过程产生的数据，还会存储放射超声等图像数据、可穿戴设备产生的波形数据、基因和蛋白组学数据等，与临床症状、临床诊断等信息结合分析，开展精准医疗，最终实现对于疾病和特定患者进行个性化精准治疗的目的，提高疾病诊治与预防的效益。

应用支撑的重点是基于统一的信息资源中心，实现医院在数据服务层面的互联互通，消除数据孤岛，通过数据共享，实现对外交互。协同服务基于数据应用交付的服务架构，包括数据的访问、存储、计算、保护和监控等功能。为支撑数据资源对数据应用的服务，还集成数据挖掘工具、文本解析工具、术语管理工具、数据建模工具、数据仓库工具、数据可视化工具等一系列应用支撑工具，支撑数据统计、机器学习、多维分析、监控管理、信息脱敏、接口共享、元数据管理等数据计算的功能实现。

3.应用服务层

大数据平台建设的最终目的是大数据应用，将基础资源转化为应用产能。应用层即是基于平台提供的存储资源、计算资源、数据资源和应用支撑功能，实现面向医疗服务、临床科研、医院管理等一系列应用目标的系统集合。

面向社会公众应用，针对个性化诊疗应用和个体健康应用开发系统，方便患者，改善就医体验，提升全民健康管理意识，使疾病早发现早治疗。在个性化诊疗方面，可将医疗大数据技术与移动互联网技术相结合，整合物联网移动穿戴设备等实时接入体征数据和指标，使用大数据统计和分析技术给个体提供及时的提醒和指导，使个体实时了解自身健康状况，及时就医诊疗。在慢性病管理方面，尤其针对肿瘤、高血压、糖尿病等患者，需要长时间跟踪管理，可利用大数据技术进行关键指标长期监控，通过建立慢性病预测模型动态监测病情，及时进行并发症干预。

面向医疗机构应用，开发辅助管理决策的数据应用系统，优化业务流程，降低患者费用，缩短就医时间，提升服务质量；为医院各级管理者提供管理所需信息支撑，在统一的平台上进行数据的挖掘和分析，实现医院管理层的一站式决策，支持平台创造条件。基于临床与随访数据资源，开展临床精准医疗项目，影像后处理项目，支撑临床诊断和治疗；开发随访系统，支撑科研项目；通过分析医学音频、视频和影像等文件，优化临床知识库内容，借助硬件技术发展，提升医技科室辅助诊断水平；通过大数据挖掘技术和挖掘工具进行科研探索、知识发现，并将科研成果开发为系统产品，反哺医疗活动，实现科研成果转化，真正做到科研与临床结合。

而基于外源数据资源，则主要包括区域经济数据、环境气象数据、保险数据等，优化卫生经济管理模式，进行健康管理，促进健康医疗事业的发展。基于数据共享资源，开发基于信息标准和统一接口的数据交换系统，实现数据在医院内部与外部的互联互通。

三、大数据平台建设的八个模块

医院大数据平台体系的核心是数据，关键技术包括数据标准化、数据治理、数据分析利用和数据安全等。平台系统的构成可根据功能大体划分为八个模块，如图2-2所示。

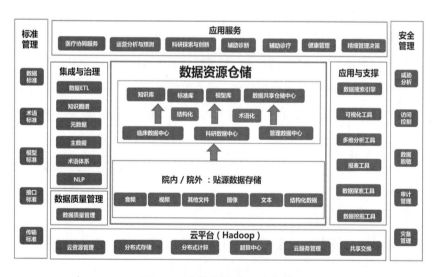

图2-2 大数据平台系统架构

1.基于Hadoop的云平台功能设计

通过云平台集成超算平台的整合调度，形成医院超算中心和存储中心，解决医院海量数据利用时效低的问题。数据存储是大数据技术的重要环节，普通的医疗大数据量级通常会到TB至PB级别，而精准医学相关的基因组学和分子蛋白等文件将会到PB甚至EB级别。存储方式包括结构化存储、非结构化存储、分布式文件存储方式。结构化数据通常用关系型数据库技术实现；大多数非结构化数据通常需要用NoSQL、分布式存储等技术进行有效管理，针对特定单体大容量的基因组学、蛋白组学等数据，使用集中式对象存储技术实现；分布式文件存储方式可以通过Hadoop等技术实现。

云服务管理可支撑数据共享技术和服务共享。服务共享能力强调服务封装和服务共享，在形成数据产品的过程中所产生的知识模型、数据处理模型等，云平台可将其封装成服务，为其他应用产品所调用和共享。

2.数据集成与治理系统

数据集成完成数据采集、数据管理等工作，需包含数据ETL管理、数据整合、数据迁移等通用性功能。

数据治理是数据管理的核心，其关键技术包括数据生命周期管理、元数据管理、数据图谱、主数据管理、主索引管理、自然语言处理等。构建具有图谱关系的元数据网络，由信息技术人员、标注人员、临床专家、管理专家等设定符合数据特征及相关关系的治理策略，在保证数据资源完整、统一且可追溯的前提下，利用分布式处理技术的优势最终实现医疗数据的治理。

3.应用支撑系统

大数据分析是大数据技术的核心能力体现，主要包括两种方式：一是以分类、聚类、特征分析、关联分析、多维分析、回归分析为主的传统分析方法；二是以机器学习、数据挖掘、语义搜索、自然语言处理为主的智能分析方法。大数据分析和传统数据分析的最大不同点在于其注重相关关系研究而非因果关系研究，通过海量数据、多维角度的对比分析预测事件发生的可能性，通过相关关系解释数据之间的关系。

应用支撑系统集成数据分析所需的通用工具包，支撑上层应用。

除了通用性的数据分析工具外，还需集成医疗专用数据处理分析的一些特殊工具，包括影像处理工具、语音解析工具、NLP医学术语处理工具和医疗人工智能等。

大数据应用支撑系统将各类医疗人工智能算法和模型统一存储和管理，以健康医疗元数据为核心组织数据图谱网络，搭配医学、管理、计算机等行业专家参与的机器学习及深度学习后形成海量数据标签，在GPU集群环境下形成较大规模的计算能力，由不同行业专家组成的算法研发团队，在统一的环境下，快速、安全、高效地分析和挖掘医疗数据的价值，形成专家知识库。

4.数据资源仓储系统

数据资源层的核心是海量的健康医疗数据，基于HL7的领域模型构建主体框架，以实际需求出发进行合理的调整和改造，形成符合国情、行业所需的数据模型。

数据资源仓储系统中存储的数据既包括贴近业务数据源的数据，还包括以某类标准整合的类目数据，也包括以需求为导向的数据集市数据。既包括院内数据，也包括院外数据。通过多源异构数据整合的医疗数据资源中心的建设，保障医疗数据的互联互通，消除信息孤岛；通过数据共享，实现对外信息交互。

5.应用服务平台

应用服务平台是大数据集成及应用体系的门户窗口，应用越丰富，数据应用产品越多，证明这个体系越成功。数据应用的需求是无止境的，从类型上来说，包括医院精细化管理、临床研究创新、卫生经济研究、医疗业务协同、临床智能辅助决策等。

6.数据标准管理系统

数据标准管理系统参考和应用的标准包括多方面：数据交换标准、数据全局术语标准、数据存储模型标准以及安全标准等。采用HL7、

DICOM标准以及国家卫健委颁发的数据集标准作为信息系统数据交换的标准来保证系统数据的标准化。针对药品数据，重点参考和遵循ATC标准；对于检验数据，以LOINC作为数据的编码系统来组织相关数据；对于检查数据，以DICOM协议作为支撑数据交换的标准，遵循RadLex作为放射术语的桥梁。数据安全标准方面，兼顾《大数据安全标准化白皮书》《个人信息安全规范》《信息系统安全等级保护基本要求》等国内标准，以及参考美国的HIPAA法案少量内容和欧盟于2018年最新的GDPR等国际标准。

7.数据安全管理系统

数据安全管理系统的建设既包括了存储、数据、系统和网络的安全，同时，配合相应管理制度确保安全和有效执行。整体安全设计的理念是：越往底层，数据安全与应用耦合性越低；越往应用上层，数据安全与应用场景交互的耦合性越高。具体来说，存储在物理介质上的所有数据，根据数据的分类和用途，进行物理级别的加密；对集中在数据资源中心的数据，基于数据本身进行数据分级分类的安全管控；系统安全管理方面，包括系统权限、双验证授权、警卫岗权、紧急控制权等管控；应用服务安全方面，可分为角色权限、服务授权、访问控制、部署安全和数据销毁等；网络及环境安全方面，包括网络安全、流量监控、数据审计和环境监控等；安全管控制度方面，包括敏感数据管理、规范流程管理、日志审计管理、权限复核管理等。

8.数据质量管理系统

数据质量管理系统的建设以数据校验标准为数据检核依据，将质量评估、质量检核、质量整改等工作环节进行流程整合，形成完整的数据质量管理闭环。数据质量校验规则从多维度、多环节、多场景进行设计。根据校验目标设计不同的检验方法，如源目检测、关联检测、非空检测、绝对值比对检测等。源目检测方法用于验证数据ETL过程中数据源和数据目标落盘是否一致；关联检测方法用于数据模型中主表与子表之间的逻辑关系是否完整；非空检测方法主要针对电子病历数据抓取是否完整；绝对值对比检测方法主要验证数据值域表中分布情况是否合理。从贴源的数据表到应用主题数据表整个数据链的数据质量均需监控和检验。

第三节　云平台管理

与传统数据集成平台相比，基于Hadoop的云平台有着独特的能力，除了可支撑海量数据存储与计算以外，还可实现数据资源服务化、计算资源服务化和数据知识能力服务化。

一、统一资源管理

云平台集成了支撑海量异构数据的分布式存储和计算技术。以Apache HDFS和Apache Map Reduce为主要的底层技术，可实现大量非结构化数据对存储资源扩展的需求，以Apache HBase和Apache Hive解决结构化和半结构化数据的需求，以Apache Spark技术解决海量数据计算的需求。以Docker为主要技术的容器环境，通过集成封装技术，可快速实现大数据集成相关应用业务的部署和开展。

基于Hadoop的云平台支持PB级海量数据的存储及高效计算，通过云模式，融合新型的分布式计算和传统的并行计算技术，实现数据的高效交换，资源的弹性供给，形成医院超算中心和存储中心，解决医院海量数据利用低时效的问题。

1.健康医疗数据对存储的要求和解决方案

医疗临床数据是健康医疗行业所有数据资源中的一个重要组成部分，但实际上健康医疗的数据类型非常丰富。有数据库类型的结构化数据，有半结构化的XML、JSON、Word、Excel、PDF等数据，还有非结构化的PACS、超声、病理等图片、影像数据，还有可穿戴设备产生的波形数据，还有支撑精准医学研究的单体大容量基因组学、蛋白组学等数据。不同的数据，有不同的特点，对于存储的需求也不尽相同。

1）结构化数据

结构化数据是大数据平台主要的数据来源，其数据产生主要依赖于各个生产环境的业务信息系统，如HIS、LIS、RIS、手麻、体检、随访、EMR等。结构化数据的特点是数据量随着业务信息系统的数量增加和系统上线时间变长而逐步增加，其总体的数据体量属于中等规模。以一个大型三甲医院10年的信息化建设情况来说，主要生产业务系统的结构化数据，普遍在十几至几十TB左右，一般不会超过100 TB。结构化程度较高的数据，一般使用的技术是SQL等传统数据处理语言，因此，针对结构化数据的存储，考虑基于全闪介质的集中式SAN存储或分布式存储为主，以满足高速的查询、检索，以及数据库记录的增、删、改需求。集中式全闪存储可有效解决基于OLTP等业务场景需要的性能和资源。而分布式存储可有效利用当前大数据技术，实现多副本的数据备份，同时也可以利用分布式计算快速实现数据的检索和处理。

2）半结构化数据

半结构化数据一般分为半结构化文本数据、报表类数据、业务接口和日志数据、文档类数据等。其中比较典型的是以医疗行业普遍的电子病历、医疗文书等形式存在的半结构化文本数据。半结构化数据的产生，是医疗行业发展的必然结果。临床诊疗过程中，临床护理医技专家从治病救人的角度，以自然语言的形式描述病情特征、信息摘要、治疗方案、诊治效果、诊断手术结果和建议，这种情况持续运行，使得信息系统（尤其是电子病历、医疗文书等）中存在大量半结构化的医疗文本数据。这类数据的特点是总体数据体量不大，但数据视角和种类巨大，冗余度高，结构化程度中等偏下。对有10年信息化建设经验的大型三甲医院来说，一般这类数据在10 TB以下，多数甚至在1 TB以下。受限于传统技术水平，这类数据的利用程度不高，随着大数据、人工智能和机器学习技术的普及，NLP技术开始应用到这类数据处理中。对这类数据的存储，既要考虑总体数据体量大小，同时，也需要配合NLP的技术实现快速数据处理。

3）非结构化数据

医疗行业中的非结构化数据主要针对医疗图像影像数据如PACS、超声、病理等数据，波形数据如心电、脑电、肌电等，以及通用穿戴设备所产生的波形数据、语音视频等业务数据和基因组学、分子蛋白等测序仪产生的数据。非结构化数据都具备一些通用特点，如数据总体体量巨大，结构化程度极低，部分数据呈现单体大容量的特点，往往单个数据文件的容量就是TB级别，给大数据平台的资源管理带来新的问题。如何有效解决单体大容量的非结构化数据，并且能在有效解决存储后，可高效地服务于后期的数据资源利用，是整个医院大数据平台资源管理的核心所在。

总体来说，针对半结构和非结构化数据的特点以及后续更好地为各种数据利用提供支撑，各个医院可根据自身的特点，采用合适方案有针对性地建设。

半结构化和非结构化的数据容量小于100 TB，但文件数量未超过亿级时，存储在基于全闪介质的集中式SAN存储或分布式存储中是最优选择，存储在传统的全闪NAS存储中为次优选择。三种存储方式均能提供较好的性能支撑。SAN存储和分布式存储的性能优于NAS存储，NAS存储在文件共享和多种数据源写入上更具优势。

当文件数量达到亿级以上时，传统的文件目录树结构会导致文件检索和访问速度随文件数量的增加直线下降。典型的现象为文件夹无法打开或需要很长时间。更加合理的方式为将这些海量的小文件存储在对象存储中，对象存储的元数据加数据地址的扁平二元存储结构非常适合文件数量达亿级以上的半结构化、非结构化数据存储，能提供快速的文件检索及访问。

半结构化和非结构化的数据容量大于100 TB且小于10 PB时，适合采用分布式集群NAS存储存取数据。此时存储的性能已不是第一考虑要素，更重要的是如何简便地管理和访问数据，如何灵活、快速地扩展存储空间，如何最大限度地避免数据迁移。

半结构化和非结构化的数据容量达到PB级别，甚至达到数十PB以上时，适合采用对象存储。当数据量达到这个级别时，对象存储能较好地满足存储成本、存储空间、电力消耗，以及文件访问速度的要求。

以上是根据数据类型、数据容量和文件数量的不同，选择存储类型的参考建议。在生产环境中，为确保应用性能以及满足使用便捷、简化管理的需要，更为普遍的存储选择标准为以数据的生命周期为基础选择适合的存储，对数据进行分层管理。随着大数据相关的各种技术逐渐发展成熟，上述建议也可适当根据情况调整。

2.健康医疗数据对计算的要求和解决方案

无论是结构化、半结构化还是非结构化数据，如果仅仅是将数据合理地存放就解决问题了，也不是构建大数据平台的初衷。大数据平台上，所有的数据资源要服务于未来的数据利用，因此，在有效解决了存储相关的问题后，需要将数据资源利用的计算管理纳入建设方案。

1）结构化数据的计算管理

结构化数据的计算是所有数据资源中最好实现的，在实际建设过程中，注意区分具体的应用或者业务，是OLTP还是OLAP即可。

一般情况下，OLTP业务主要以医院的预约挂号业务、临床诊疗业务、护理业务、医技业务、手麻业务、体检业务、随访业务及新型的互联网业务为主，这类业务普遍对数据处理的实时交互性要求极高，因此，数据多以结构化方式存储，并且计算服务往往提供的是匹配OLTP业务需要的高性能、高并发的常规通用节点。这类节点的建设以集群化方式推进，依托全闪存储的性能，高主频低核数的CPU，中高级配置的内存组成计算节点集群实现服务。

普通OLAP业务主要以医院的BI业务、数据仓库、统计报表、科研、数据上报服务为主，这类业务对数据需求的特点一般是实时性要求普遍不高，数据关联交易和查询程度较低，数据耦合性需求较平稳，每次数据查询检索的体量较大，往往动辄就是几年的历史数据查询。实现这类业务，不但要计算节点集群的建设，而且应该考虑分布式计算的方案。利用分布式的数据存储，通过有效分解任务来实现最终的快速分析。其计算节点集群往往以常规计算节点为主，中低主频、高核数的CPU配置可比较高效地发挥分布式计算优势，同时匹配大容量内存，可以实现较好的数据计算效果。

2）半结构化数据的计算管理

无论是文本类型还是波形或报表类型的半结构化数据，其数据内涵本身并不是完全没有任何结构或组织方式，只是受限于某些业务或场景的需要，而产生的一部分连续性的信息记录。针对半结构化的数据处理和分析，传统方式是使用关键词匹配，通过不断叠加组合关键词，利用"包含""排除""并且""或者"等逻辑判断来获得查询或分析的结果。这种方式在面对少量数据时往往可行，但对于海量亿级数据的检索效率大幅下降，同时，这种方式对数据处理和分析人员技术要求较高。随着大数据和机器学习技术的发展，针对这部分半结构化数据的处理和分析，逐渐形成以NLP技术为主的后结构化处理。所谓数据的后结构化处理，一般是指通过一定的人工智能技术，将半结构化数据中隐藏的规律提取出来，以半人工半智能的方式不断进行训练和修正，最终形成可被高度利用的结构化数据的过程。

医院大数据平台为了更好地发挥半结构化数据的管理和利用，可通过统一资源管理实现计算节点的调度和分配，而NLP技术实现的过程所必要的GPU算力，可以通过资源管理以常规计算节点和普通超算节点集群进行互补实现。常规计算节点提供通用常规算力，普通超算节点提供基于GPU的超算算力资源。通过统一资源管理实现中上层技术应用对底层计算资源需求的有效调度整合。

3）非结构化数据的计算管理

作为医疗大数据中体量最大的非结构化数据，其对计算算力的需求同样也是最大的，但不同的非结构化数据对计算算力要求不尽相同。图像、影像等数据处理和分析主要通过机器学习和深度学习技术，对GPU算力资源需求较大；语音、视频等数据主要通过非线性编辑、音视频处理等技术，对传统CPU算力依赖较大，随着机器学习等技术在该行业的渗透和发展，一些主流语音视频技术逐渐向GPU算力方向发展；基因组学、蛋白组学等数据处理和分析对超算加速需求较大，大多数情况下提供FPGA和GPU相互组合的方式实现特殊超算加速服务。

统一资源管理最重要的就是通过对存储、计算和网络的动态弹性调度，满足中上层应用对底层不同类型的数据资源提供最佳算力服务。针对非结构化数据对超算算力的需求，大数据平台可搭建基于人工智能、机器学习和深度学习等场景的超算加速节点集群。

4）统一运维实现完整的资源管理闭环

无论是底层存储资源还是计算资源，抑或是网络资源，都需要有一个统一的运维体系加以保障。运维人员可通过标准化的、统一的监控系统，对当前大数据平台的底层硬件和软件资源进行一体化的监控。而大数据平台除了对接医疗业务的实时数据，其自身还在不断产生所有硬件、软件、平台、网络等相关的运维和日志记录。通过对这部分日志记录的数据分析和数据挖掘，可提炼出支撑运维保障的各种监控阈值。统一运维体系，最终通过配置的监控阈值，对底层硬件、软件等各种资源进行预警和快速干预。

二、统一服务管理

硬件、数据、软件、服务、网络等基本都可以将其理解为是一种服务的资源。为确保大数据平台能安全、有效地对这些资源进行管理，并在实际服务资源调度和运行中进行安全管控，平台在整体设计中引入了统一服务资源平台的设计实现。

提供统一的入口是统一服务平台最主要的用途，除此之外，统一服务平台还可承担认证授权、访问控制、路由、负载均衡、缓存、日志、限流限额、转换、映射、过滤、熔断、注册、服务编排、API管理、监控、统计分析等等非业务性的功能。

1.统一服务资源管理整体架构设计

统一服务资源管理整体架构设计，见图2-3。

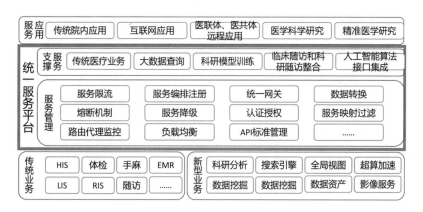

图2-3　统一服务资源管理架构

2.统一服务管理的定位和功能设计

（1）提供统一协议和数据转换的能力。不同语言、协议、返回数据类型的微服务统一将 API 发布到服务网关中，由服务网关将不同的协议以及数据格式进行转换，对外输出为统一的 Restful API，简化前端调用。

（2）可以作为服务的监控、安全防护、熔断降级等能力复用平台，即将原有服务中重复的功能提取出来，由服务网关统一对所有微服务进行权限校验、流量控制、熔断降级、数据缓存等，让微服务专注自身业务，减少开发和运维成本。

（3）作为医院Open API资源开发平台。医院自身应用与外部企业或合作伙伴由于访问 API 资源不同，可以由服务网关对不同的访问者进行访问权限控制，实现多租户管理，将医院的资源按需分配给需要的调用方。

（4）作为第三方API的统一接入平台，整合内外部API。可以将医院内部 API 以及第三方API接入统一服务平台，由服务平台统一管理。当其他服务需要调用API时，由服务平台进行转发并且监控API使用情况。

3.统一服务管理的主要特点和要求

（1）分布式集群、高可用容灾架构。支持分布式部署，具备高可用容灾架构。可应对突然并发流量暴增的访问情况，根据实际流量增加或删减节点，支持 Kubernetes、Docker等容器部署方式。

（2）灵活的路由。支持根据自定义 Header、Query 和 Location进行路由。满足如 Host、Cookie、IP等头部路由条件，Location支持全匹配、前缀匹配和正则匹配。

（3）注册中心与负载。支持动静态注册服务，动态注册中心支持对接热门的第三方注册中心，如Eureka、Consul、Nacos等。注册中心可以设置健康检查，转发时剔除异常后端。

（4）API访问控制。对API进行鉴权控制和流量控制，如OAuth2鉴权、JWT鉴权等，可对用户或API设置单位时间内的最大访问次数。

（5）监控告警。能够针对全局或单个API设置告警规则和具体通知的人，支持邮件和短信等告警方式，可对接企业内部告警系统。

三、统一门户管理

随着医院信息化建设的逐步完善，医院内部包括大数据平台之上，需要使用到的应用系统和服务越来越多，而每个应用系统和服务的体系又相对独立，这使得医护人员、科研人员、管理人员、运维人员等在进行访问时，要频繁在各个应用系统间进行登录和登出操作，导致重复登录以及用户体验差，同时也不利于信息管理员对用户信息和权限的全局管控。

通过构建统一门户，实现医院大数据平台相关业务系统的认证统一，完成医院院内及医联体用户的个人信息、应用访问授权的集中管理，打通不同应用和服务之间的用户体系，在提升用户体验的同时，减少系统运维的工作量。

1.统一门户总体架构设计

当前通用的单点登录方案有很多，以CAS为例，可做如下设计。基于CAS建立统一认证中心，第三方业务系统根据标准CAS协议，使用CAS Client对接CAS Server，实现单点登录和单点登出。统一门户用户在系统内申请应用访问权限得到审核通过后，门户会将用户信息下发到相应的业务系统。统一门户总体架构，如图2-4所示。

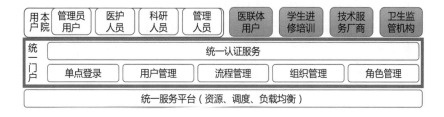

图2-4　统一门户总体架构

2.统一门户的功能设计要点

（1）统一认证和单点登录模块。基于CAS Server建立统一认证中心，并提供认证客户端CAS Client，集成了CAS Client的系统即可对接CAS Server，并且相互之间可以实现单点登录和单点登出。在用户首次登录成功后，在本次用户认证的有效期内，该用户再访问其他对接了CAS Server的系统时无须再次进行登录。

（2）用户管理模块。此模块较为通用，设计包含大多数应用系统中的用户管理功能即可。用户管理的基本信息可至少包含组织名称、登录名、密码、姓名、角色、状态、手机号码、电子邮箱、证件类型、证件号码等有效信息。

（3）流程管理模块。此模块流程管理是对事务流程的整体管理，包括流程的申请、审批、驳回、签阅及结束等关键节点的统一管理。

（4）组织管理模块。此模块即基于大数据平台生态的组织架构统一管理模块。其为常规模块，在大多数情况下，组织架构都可以用树状结构实现和展示。树状结构最大的好处是直观和清晰，便于理解和查询，但同时带来的不利因素是在管理过程中，由于节点变动而不得不影响到该节点下的所有子节点和叶子结点。在实际实现中，可考虑在每一个子节点和叶子结点以属性的方式配置其项目，从而降低节点之间的依赖，最大限度减轻树状结构变化引起的关联变动。

（5）角色管理模块。该模块与用户管理属于松耦合关系，将大数据平台内相关角色统一管理起来，包括对角色进行增、删、改、查、资源授权，并维护与大数据云平台和对接了CAS Server的其他系统的角色关系映射。

第四节　数据资源集成管理

大数据资源集成平台中，所集成的绝不仅仅是数据资源的本身，其对技术的集成、数据资源的集成、标准的集成缺一不可。以医疗行业数据特点作为研究的基础，以集成的理念为出发，整合大数据集成的技术、数据的治理、高效处理的技术和可视化的技术等，打造高效利用的医疗卫生大数据资源中心，将相关服务进行统一集成，最终服务于临床诊疗、科学研究、教育教学和机构管理。因此大数据资源集成平台的构建是一批技术的集成和海量数据集成的综合体。

一、多源异构数据融合技术

医疗大数据平台需要集成的数据资源，在存储方式上有结构、半结构和非结构的划分；在数据来源方式上有源自信息系统的采集、移动或物联设备的采集、体感设备的采集、仪器设备的采集、传统纸质病历的采集等；在数据专业划分上有临床诊疗数据、医学影像数据、各种音视频数据、组学蛋白数据、流数据等；在行业属性上又有医疗行业数据、公卫疫情数据、社交网络媒体数据、保险行业数据、气象环境数据及基于需要的各种爬虫数据。为确保上述多种不同形式来源的异构数据能有效地识别和管理，以统一接入标准进行采集很有必要。

基于有数据库存储的数据，以标准数据库读取接口中间件技术实现；基于文本或流数据等非结构化，以自然语言处理引擎作为数据采集中间件技术实现；基于非结构化的影像数据，以机器学习和深度学习的识别算法为主的采集中间件技术实现；基于音频视频的富媒体数据，以主流的媒体数据非线性编辑技术整合深度学习模型识别算法形成采集中间件的技术实现；基于组学蛋白的文件数据，以文件管理和标签标注的中间件技术实现。通过整合上述各种采集中间件，基于集成平台的统一规划组织统一的采集标准，将多源异构数据进行采集技术的集成。

在实际融合多源异构数据的同时，务必确保数据的安全。确保数据安全的技术主要有备份技术和CDP。备份技术也被称为数据快照技术，其技术实质类似给数据照相，保留的是拍照时间点的数据状态。因为给数据拍照是有时间间隔的，可以每天备份一次，也可以每天备份数次，所以当逻辑错误发生时，通过备份恢复数据的方法会带来较大的数据丢失量。备份技术的优点为实现成本较低，缺点为验证备份数据的正确性和完整性较为复杂。

CDP技术的原理是在服务器、网关设备或存储设备上复制应用的写操作，然后将写操作写入容灾存储的日志文件中，最后在容灾存储上进行写重放，也就是将应用刚发生的写操作，按照完全一致的顺序在容灾存储上重新写一遍。CDP技术类似于数据录像，它会把应用所有的写操作全部记录到日志文件中，在逻辑错误发生时可根据日志文件实现任意时间点的数据回滚，从而快速恢复数据和关键业务。CDP技术的优点为数据的丢失量很小，甚至可以实现数据的零丢失。缺点为需要占用较大的存储空间保存日志数据和生产数据的副本，存储空间占用率较高。

基于不同结构、不同类型、不同来源的数据，可根据数据特点、容量大小和数据保护效果考虑设计不同的数据安全保护手段：

（1）采用CDP技术为数据库提供连续数据保护和任意时间点恢复功能。

（2）采用具有数据重删除功能的备份产品保护各种半结构化文档数据。

（3）对于海量的图片、音频、PACS影像、超声影像、数字病理等非结构化数据采用数据归档技术保护。

（4）对于医联体传输共享的数据，通过安全的专网专线链路传输后，以内网和DMZ搭建数据同步摆渡服务器，最大限度确保医联体的数据安全。中心医院与医联体之间搭建起星形网络拓扑结构，为了保证高可用和网络安全，医联体单位还需要搭配前置机用于数据提取与转换，当然，中心医院也将按照1∶1配比提供独立接入服务的前置机服务器。

二、实时数据采集技术

大数据集成平台集成了支持"实时/非实时""定量/批量"协作的数据采集技术。不同来源的数据其产生的本质是基于不同场景的，传统的数据采集基本是基于历史存量数据的非实时批量采集，大数据集成平台为保证多种数据资源能快速、有效地被发现，构建了一套策略模型，实现"实时/非实时""定量/批量"的采集。

1.生产业务主要系统

HIS、EMR、LIS、体检业务系统、放射超声业务系统、手术麻醉系统等，这类系统的特点基本都是以OLTP数据库为数据的主要载体。由于生产业务系统需要高交互、高稳定、高可靠，直接从生产库中实时采集数据会增加业务数据库的负载，从安全和稳定角度考虑，采用生产数据库搭建"主从"模式，大数据集成平台系统在"从库"上实时采集数据。

当前各个医疗机构所使用的生产业务数据库依旧是以主流关系数据库为主，主要有Oracle、SQL Server、Sybase、My Sql、DB2等，也有部分医院业务系统逐步开始使用后关系型或归档数据库，如Caché 、MongoDB等，还有部分直接启用以数据仓库为切入的Greenplum数据库。这些数据库有一个共同点，其自身均有合理的架构完成"主从"数据库的搭建。通过数据库体系内部架构设置实现业务数据在"主库"交互的同时，实时在"从库"进行记录。利用"主从"模式的同步，业务数据的完整性和一致性一般可以做到秒级甚至毫秒级，既解决了"主库"支撑医疗业务的稳定性需要，也有效保证了"从库"提供实时数据解决大数据平台实时采集数据的需要。

2.半结构化、非结构化数据特点

半结构化数据的特点是实时交互性不高，且数据与数据之间不会存在大量复杂的关联关系。以全闪方式提供这部分超热数据的共享存储，以数据文件形式通过并发技术逐个循环读取，设定合理的频率阈值即可有效解决。

非结构化数据的特点是数据稳定性较高，普遍情况下，数据产生后，并不会出现太多的更改操作。因此，大数据集成平台针对这部分实时数据采集更多地采用"延迟"和"批量"策略来实现。

3.具体实时采集可考虑以下方案实现

（1）基于日志的实时数据采集。当前主要的数据库厂商，绝大多数可以提供数据库的底层日志记录。通过有效解析数据库底层日志，在不渗透到数据库内部即可完成数据的识别和转换。常见如Oracle和SQL Server数据库日志已有相对完备的技术文档。现以Inter Systems公司的Caché数据库为例，首先搭建基于主库的镜像环境（不建议Shadow模式搭建），同时打开Journal日志开关，在镜像服务器的环境中完成日志数据的读取。在读取镜像日志（物理操作日志和数据库指令日志）数据后，提交至Kafka进行管理和后续消费。

（2）基于数据库内部结构的实时数据采集。日志模式的实时采集对硬件设备的投入和技术的研发均有一定要求，在客观条件不具备的前提下，可采用基于数据库内部完成数据的实时采集。不同的业务场景，在数据库内部利用已经保留的变动记录（如数据插入时间、变更时间、删除状态等），通过常见的ETL工具实现数据的实时抽取。在变动记录缺失不完整时，可利用触发器技术来实现。

（3）执行实时数据采集可选的工具。主流实时数据采集工具比较多，可根据医院实际场景有针对性选择。Apache基金会下的Kafka是一种流式处理工具，适合针对数据库日志类的数据实时采集，同类型的还有甲骨文公司的Oracle Golden Gate等；Kettle作为开源的ETL工具，可以通过编写JAVA代码实现结构、半结构的数据采集。常见的其他工具还有Informatica、Data Pipeline等。如果医院院内SQL Server数据库业务比较多，也可以考虑微软SQL Server数据库提供的SSIS工具来实现。

（4）医联体数据采集。医联体的数据采集必须贴合医院实际业务，既不能因为数据采集需要而影响医联体业务稳定，同时也需要考虑数据共享传输的安全。在实际实现中，根据医联体的紧密程度和自身的管理需要，选择不同的链路完成安全传输。目前，理论上最安全的链路是专网专线链路，利用通信运营商提供的一根基于点到点的专网专线链路，可最大限度确保数据在传输过程中的安全。同时，采用前置机的形式，以非实时方式将所需共享的数据放置在安全隔离区域中，利用数据同步摆渡的服务实现数据的内外网交互，最后将已经纳入内网环境中的医联体数据按照统一的标准进行数据资源的集成管理。

三、数据的ETL采集管理

1.采集流程管理

数据采集系统将分散的、异构数据源中的数据如关系型数据、文件数据、音频视频数据、无规律特定格式的基因组学数据等抽取到临时中间层后，根据实际情况进行清洗、转换、集成，最后加载到大数据集成平台的分布式存储环境中，并能根据实际需要进行数据的迁移、整合，最终形成各个资源中心的数据。

2.采集策略管理

数据采集策略的合理性，直接决定数据抽取工作的效率和质量。系统需提供完整的策略设计及预处理模型，通过不断优化和完善的策略设计，为后续的数据抽取工作打下坚实的基础。在实际设置采集策略时，既要考虑数据源的生产模式，也要考虑策略执行的消费能力。策略配置的结果以版本号统一管理。

策略管理可以利用策略元数据的设计理念，将策略分类、策略属性、策略版本等统一管理起来。策略分类可以通过具体ETL对接的生产业务、不同医联体机构、数据源的不同结构化程度、数据源的不同存储方式等进行分类。策略属性的定义可以设定策略名称、策略文字描述或说明、策略运行的依赖条件等。在描述不同属性项目时，可以将策略设计的核心以伪代码形式保存，便于管理人员和技术人员快速理解策略的内涵。

3.数据清洗处理

数据清洗处理是过滤不符合要求的数据，将过滤的结果交给业务主管部门，确认是否过滤掉还是由业务单位修正之后再进行抽取。不符合要求的数据主要有不完整的数据、错误的数据、重复的数据三大类。

不完整的数据主要是一些应该有的信息缺失，如业务系统中主表与明细表缺失索引关系而导致不能匹配等。对于这一类数据过滤出来，按缺失的内容分别写入不同文件向医院主管部门提交，待数据完整后才按照规范流程进入集成平台进行存储。对于需要溯源的数据，则无须清洗而保留原有数据类型，甚至保留原有文件类型，利用大数据分布式技术进行直接存储。

错误的数据产生的原因一般是业务系统不够健全，在接收输入后没有进行判断直接写入后台数据库，比如数值数据输成全角数字字符、字符串数据后面有一个回车操作、日期格式不正确、日期越界等。针对溯源类数据，采用直接分布式存储的技术，保留原有数据类型和结构；针对明确错误并且有影响的，按照处理解决完错误后的数据，进行数据的抽取。

重复的数据一般通过数据抽取功能模块的数据多维验证功能进行提醒，保证重复数据的定位和剔除。

所有数据清洗过程均通过数据清洗管理模块进行有效的日志记录。大数据集成平台上部署针对数据清洗过程的日志分析能力，通过不断针对数据清洗日志的分析，在确保数据清洗的质量同时，也可以将数据治理的质量大幅提升。

4. 数据转换管理

数据转换功能模块主要进行不一致的数据转换、数据粒度的转换以及一些特定规则的计算。

不一致的数据转换是一个整合的过程，在满足整体策略设计的前提下，将不同业务系统的相同类型的数据进行统一化处理。

数据粒度的转换是指粗细粒度的数据转换。业务系统一般存储非常明细的数据，基于云存储的数据集成平台，可以完整保留业务系统的特点，将数据进行溯源粒度的存储。但对于资源中心的数据，可以根据所设计的资源需求，通过功能模块进行数据粒度的汇聚等处理。

不同的应用需求有不同的业务规则、不同的数据指标，有时候需要将这些数据指标计算好了之后存储到集成平台中。

5. 数据加载管理

数据加载处理模块是将所有已经完成清洗处理的数据，按目标加载到相应的存储环境中。大数据集成平台一般需提供三种加载目标的存储环境：针对云的分布式存储，尽可能利用分布式文件系统的特点，最大限度保留数据的真实性和轨迹，为后续的进一步形成数据资源中心提供稳定的数据支撑；针对数据资源中心的分布式存储，有针对性地将已经完成清洗转换的数据，加载到相应的资源中心。同时，考虑到半结构和非结构化数据的特点，在数据加载管理过程中，可直接使用对象存储和归档存储技术进行统一的数据文件管理，将海量超大体积（单个文件大于70 MB）的数据文件统一建立索引关系后，直接归档到数据资源中心。

6.数据异常处理

在ETL执行过程中必不可少的要面临数据异常的处理问题。合理的数据异常处理，既能保证ETL业务流程的完整流畅，也能提高数据质量的控制。异常处理管理模块能提供以下几类异常处理功能：将错误信息单独输出，继续执行ETL，错误数据修改后再单独加载，或者中断ETL，修改后重新执行ETL；对于网络中断等外部原因造成的异常，由外部人员手工干预；对于源数据结构改变、接口改变等异常状况，进行中断处理，并且设定异常等级为最高级别，同时启动通知报警机制，通知医院相关管理人员进行干预。所有的异常处理，均是在合理的策略设计下完成。在数据异常处理模块的设计中，需要考虑的是异常发生后的断点执行能力，要求在断点设计时尽量做到当前断点前后的数据特征识别准确和完整。由于断点执行不仅仅是依赖系统层面，还需要确保断点执行监督时的硬件和网络条件正常，因此，数据异常处理模块通常采用独立的集群化部署实现。

7.日志监控管理

ETL日志分为三类：第一类是执行过程日志，这一部分日志是在ETL执行过程中每执行一步的记录，记录每次运行每一步骤的起始时间，影响了多少行数据，采用流水账形式。第二类是错误日志，当某个模块出错的时候写错误日志，记录每次出错的时间、出错的模块以及出错的信息等。第三类日志是总体日志，只记录ETL开始时间、结束时间是否成功的信息。

ETL日志监控管理是整个大数据集成平台上日志管理的一个部分，在设计时，尽量选择直接调用集成平台的整体日志接口，以便产生标准化的日志记录，便于后续针对日志结果的统计和分析。

对日志的监控和管理非常重要。对日志结果进行分析，能有效地提高ETL策略设计的完整性和健壮性。

8.调度管理

不同的业务有不同的生态环境，对于海量的数据从生产业务系统中进行ETL的处理，势必会对生产业务的生态带来影响。因此，针对不同业务数据源的数据，合理的配置和调度ETL任务必不可少。

完整的ETL调度管理功能包括ETL的执行时间、执行时长、执行频率（日、每周、每月、每年等）、不同ETL的顺序调度、不同ETL任务的优先级维护设定、优先级策略管理等。通过不同的调度策略管理，实现ETL所有任务有序合理地进行。

策略的调度设计按照优先级高、低来进行排期和执行。一般来说，高优先的策略调度设置，需满足资源中心的数据与业务数据同步一致性、后续数据服务相关数据及时性和数据治理过程中数据完整性这三个特性。中、低优先的策略调度一般针对的是增量数据和历史数据同步。

四、数据仓储管理

数据仓储管理的核心是在对医疗（或相关）行业数据资源充分理解的基础上，有针对性地设计一套符合医疗行业需要的数据存储、数据利用、数据安全的管理模式。其本质就是集成平台中大数据中心设计、建设与管理。在整个建设中，既需要考虑不同数据资源的特性，业务的交互复杂性，也需要从数据利用层面考虑便于发挥数据内在价值的方案；既需要从不同特点的数据对硬件资源的需求不同，也需要从数据一致性、数据安全性需求入手设计；既需要从全局考虑不同数据资源分区实现，也需要从局部数据资产的全面管理入手设计。

1.数据仓储管理整体架构设计

数据仓储管理整体架构，见图2-5。

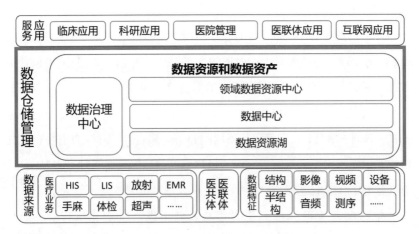

图2-5　数据仓储管理整体架构

2.数据湖

数据湖是大数据集成平台中所有医疗（及相关）行业资源数据的主要存储载体。通过实时/非实时方式采集的各种业务数据，分门别类地快速落地和存储，其本质是解决医疗行业数据孤岛和数据烟囱的现象，将不同数据资源以统一的方式存储并管理起来。在通过实时/非实时的方式有效解决分散业务或系统之间的数据通道后，就需要提供一个能承载海量异构数据存储和交换的区域，数据湖从其本质和生态上来说，可以满足异构数据的快速落地。在数据湖的设计和建设中，并不需要依托太多的计算甚至超算的资源，可以相对在存储设备上做侧重建设。一般情况下，数据湖存储设计只需要考虑业务数据源的数据结构化程度高低和单体量数据的容量大小这两个点即可。

　　对于结构化程度比较高的，或单体量数据文件在70 MB以下的，以分布式为主要技术来解决存储问题。分布式技术可采用Hadoop的HBase或Hive以3或5副本形式存储，也可以直接使用超融合的分布式技术。两种分布式技术主要区别点在于管理各个文件的文件系统所在的位置不同。相对而言，如果业务数据源数量不多或数据体量不大，首选超融合分布式技术实现；相反，如果业务数据源分散或数据体量巨大，可考虑用Hadoop的方式快速实现。

　　对于结构化程度比较低的，或单体量数据文件超大的数据来说，数据湖的建设最好以集中式存储为主要方式。最大的好处，是利用了集中式存储对文件数据的集中管理。集中式存储还有一个潜在的好处是对容灾备份的处理是统一的管理，与分布式存储的一对多副本方式不同，集中式存储的模式，可最大限度降低存储成本。这一点，也比较符合低结构化和大单体数据本身的特点。

　　无论是哪种存储方案，数据湖都不需要大量的加速计算和超算能力。只要能有效解决存储的问题，剩下的就是上层应用的事情。因此，在数据湖建设中，基本上全部都匹配常规CPU计算能力即可。

　　3.数据中心

　　贴源层的各种数据资源在经历了数据湖统一存储管理后，通过数据治理模块将数据有序地组织进入数据中心，数据中心按照各业务数据的特点，分门别类地进行存储和管理。

　　存储于数据中心的数据，都已经建立了相互之间的关系或索引。结构化数据作为参照中心，数据之间的关系建立在关系数据库中，采用索引和主键方式实现，一般不采用外键关联；半结构化数据中文档数据以MongoDB存储，增加与参照中心的主键关联；其他半结构化数据通过数据治理模块完成索引标签后，与业务属性和数据属性一起共同以文件形式进行存储管理，并将处理后的索引标签与参照中心的主键关联；非结构化数据处理方式会根据数据的不同特点，利用对象档案存储机制，将文件信息与参照中心建立关联。

对于数据中心来说，既承接了来自数据湖不同结构、不同特点的数据并形成统一的资源，同时，也对上层不同的数据资源中心定向输出。因此，数据中心对存储和计算的需求较为明确。

在存储设备的选择中，分布式存储和集中式存储占比基本均衡。如果数据中心的数据以结构化、半结构化为主，分布式存储可适当增加；如果半结构和非结构化数据占比较多，或整个数据中心的交互性要求较高，可将集中式存储的比例适当扩大。

数据中心对于计算设备的选择与数据湖不同，需要一定程度的超算或并行计算的能力。由于数据治理模块在完成索引和关联关系过程中会产生大量的计算需求，有些计算是针对半结构化数据特殊处理的，因此，在匹配数据中心建设时，普通计算资源和并行超算资源应均衡搭配实现。

4.领域数据资源中心

领域数据资源中心是建设在数据中心之上，面向不同应用和服务领域而设计的。与数据中心的不同点在于，数据中心中的所有数据资源不分领域，只关注数据的特点和数据之间的关联关系。而领域数据资源中心的数据资源是为不同领域服务的，领域不同，数据资源也不尽相同，并且数据资源组织的方式也可以不同。如果数据中心的数据资源是一片大海，那么领域数据资源中心更像是与大海共生的巨大人工岛屿。这些人工岛屿有大有小，服务于不同目的，每个岛屿都有自己的生态和生命周期，大海源源不断地为这些岛屿提供养分。

医疗卫生行业常见的领域有医疗临床领域、医学科研领域、医院管理领域等。各个领域根据自身特点，从数据中心将各自领域所需要的数据资源进行抽取，并在自身领域内根据需要进行拼接和组装形成领域数据资源中心。整体数据仓储中心以领域数据中心方式对外提供数据服务。

领域数据资源中心的目的是更好地提供数据服务，因此，在建设中以高性能的全闪或集中存储设备为主要数据载体。考虑到服务过程中海量数据的交互和处理，在匹配计算资源时，可适当提高并行计算或超算的能力。

5.数据治理中心

整个数据仓储中心最为核心的就是数据治理中心。大数据集成平台数据治理是根据各种数据特征，有针对性地提供不同数据治理方案，主要通过元数据、主数据、医学术语、标签管理等技术手段来实现。

数据贯穿信息流动的生命周期，把握以数据生命周期为总线的数据治理，可以将治理思路贯穿于数据的产生、收集、流转、加工、使用直至清理的全应用流程，在信息全链条中完成数据从端到端的跟踪与管理服务。大数据集成平台中，数据从实时/非实时方式接入数据湖开始，即进入数据生命周期的开始阶段，随着数据从数据湖聚合到数据中心，再从数据中心按各个应用和服务领域的需要进行转归，生命周期逐渐延伸。在整个周期内，包括数据标准映射、数据安全管理、术语集的构建，以及半结构化文本数据以NLP的技术进行处理，每一个环节都通过元数据进行统筹，最终将数据的完整生命周期用数据血缘图谱的形式呈现和统一管理。

由于数据治理需要大量的计算，而对存储需求相对较小，因此，在匹配数据治理过程设计的计算资源以普通算力资源为主，并行计算为辅的方式，利用全闪存储确保数据治理过程的高效率和高稳定。

五、面向应用的常见领域

在已经完成数据从资源到资产的整合后，就需要将有效的数据资源或资产对外提供数据服务。按照服务的对象、服务的要求、服务的内容不同，大数据集成平台以数据中心为依托，形成不同领域的数据资源中心。有面向医院管理领域的管理中心、面向临床应用和业务领域的临床中心、面向科研领域的科研中心、面向互联互通领域的共享中心等。不同的数据资源中心仅在上层应用和服务中有所区别，实际底层数据资源均是依赖数据资源资产化后的共性数据，无论哪一个领域，其数据均保持一致性。不同领域间的数据资源种类和完整程度，可根据领域需要动态调整。

1.服务于医院管理的管理领域

医院管理领域主要以管理需求为目标组织数据，围绕医院资源管理、收支管理、绩效管理、成本效益管理、医保管理、合理用药管理、医疗质量管理、护理管理等方面整合数据，为医院全面运营管理提供全方位数据，为精细化管理和管理决策提供数据支撑。

医院管理领域的数据内容包括HIS系统、人力资源管理系统、资产管理系统、财务管理系统、科研管理系统等，基本涵盖医院所有应用系统，未来还可根据需要，将正在建设中的医院设备、基建、后勤、安保等相关数据统一纳入。医院管理领域针对医院每个职能部门的管理和需求，为其集成所需要的数据内容，构建部门数据库，组织明细数据和汇总数据，集成职能部门所需报表工具和统计分析工具，支撑其在数据视角下开展各类管理工作。

医院管理领域的设计不同于LIS、体检等生产型业务系统，其本身是为支撑决策而服务的，更多的是分析和统计，因此，在设计建设该领域的核心模型时，更多以OLAP的方案来实现，即尽可能保持较多维度在有限的关联表中，尽可能减少数据之间的关联关系。通常情况下，是以空间换时间的方式实现，本质是计算密集型应用。除了运行传统的OLAP类分析应用之外，越来越多的基于物联网的应用会被引入到管理领域内，实现对药品、耗材、设备、人员、环境、废弃物等的精细化管理，而且物联网对数据分析响应时间的要求非常高，在通过物联网传感器采集到数据的同时，就需要计算和反馈出分析结果。随着数量众多的医疗物联设备数据引入到管理领域后，波形数据的处理和计算能力也必须在设计和建设中予以匹配。

2.服务于医疗的临床领域

临床领域主要以临床诊疗、远程会诊、转诊服务等医疗过程中的患者为核心组织数据，归集基本资料、家庭信息、家族患病史、过敏史、月经史、生育史、历史诊疗记录、体格检查、检查检验记录、检查影像数据、病程记录、医嘱记录、费用记录、手术记录、诊断信息、随访信息、组织标本信息、生物信息等。通过NLP算法和临床术语集将病历文本资料转化为结构化内容二次标化存储，为数据互联互通和挖掘利用打下基础。

临床领域在临床上的应用主要包括临床决策支持、患者行为管理、合理用药、疾病风险预测和慢病规范治疗监控等等，同时还包括基于时间轴的患者统一视图、专科视图和病历相似度匹配查询等应用。患者统一视图以患者为中心，从时间维度、诊疗事件维度、主要疾病和健康问题维度等三个维度构成的立体视图，进行全生命周期的纵向临床记录浏览，关注患者的整体健康状况和临床信息。病历相似度匹配通过诊断、检验结果、主要体征和症状等多种条件进行组合的语义级查询，方便医生比较那些具有相近患者的临床记录，从而为医生罗列具有较大可能性的问题和诊断参考。

在实际设计和建设中，临床领域的数据资源以结构化数据为主要支撑，增加数据之间的关系，降低数据内部的聚合度，将数据按照温度进行分层管理。

和传统的数据中心不同，临床领域的各种数据因为要为患者视图、科研检索等服务，所有的数据随时会被访问到，所以临床领域内的所有数据都可被视为热数据。另外，临床领域要汇聚全院所有临床、医技相关的数据，因此其数据库规模会远高于HIS数据库，随着使用时间的增长，可轻易达到TB级别，采用传统的集中存储，会产生很大的成本和机房空间使用压力。所以临床领域内的数据库适合采用具有在线数据重删功能的全闪存储，这样既能满足性能需求，又能降低使用成本和运营成本。

对于临床领域内的各种文档、PACS影像等半结构化和非结构化数据则适合采用具有自动分层存储功能的分布式集群NAS。XML、JSON、PDF等各种半结构化文件存储在基于SSD存储介质的极致性能层上，实现小文件访问的高性能支撑。PACS、超声、病理等非结构化数据，适合采用基于NAS存储介质的高性能存储层上，以满足文件共享、多协议数据写入、无中断硬件升级、容量横向扩展等需求。

3.服务于科研的临床科研领域

临床科研领域主要以病种为核心组织数据，构建队列数据集，除了集成临床过程产生的信息，还通过随访系统整合病例的随访资料，支持临床科研的回顾性和前瞻性两种类型的研究。

临床科研领域可为医生提供全量数据集，以及已经处理好的各种病种特征和分析方法，让其在真实数据中去发掘医学知识，真正以数据为中心，持续进行临床研究。典型案例包括通过科研项目引领的方式，构建国内甚至国际重大疾病、罕见病的病种数据库，为疑难疾病的科学研究和治疗手段评估等夯实数据基石；开发科研探索平台，将数据资源、数据分析方法和数据模型作为可选功能集成共享，支持医生进行探索性知识发现等。

设计和建设临床领域时，由于医学科研主要以事后分析和统计为主，因此，在科研模型的设计中，仍然以OLAP方式为主要准则。以结构化关联数据资源为第一层级，以横向多维度并行的宽表为二级。利用大数据搜索引擎在二级宽表并生成原始数据索引中实现数据的快速检索，再以原始数据索引从一级数据资源中实现科研数据的统计、分析和导出。

4.服务于共享交换的对外互联互通领域

对外互联互通领域主要针对卫生系统的行政监管部门的管理要求、

院际协作的业务需求为目标组织数据。行政监管部门的卫生监管要求包括上报各级卫健委监管所需的接口数据、病案首页上报数据、公立医院绩效考核指标数据等。院际协作业务包括医联体单位之间的患者双向转诊、协同会诊、协同查房等业务活动。

对外数据交互有个非常重要的特点，即基于数据标准的互联互通，因此需要借助主数据管理工具对其进行术语标化与数据转码。院内数据互联互通的基础基于院内标准，而院际数据互联互通则基于国家和行业标准。

互联互通共享领域的设计，在完全保持数据真实、准确的前提下，依赖于各上报数据的不同需求独立实现，使得不同部门、不同上报口径的数据资源相互不影响。同时，基于互联互通领域的数据，在本地可以进行有效的差异性比较和统计分析，进一步提升共享数据的质量。

第五节　应用支撑管理

应用支撑管理的重点是集成各种数据处理能力，包括数据挖掘、数据报表、数据分析、数据检索等通用能力，以及影像处理工具、语音解析工具、NLP医学术语处理工具和医疗人工智能等医疗数据处理分析的特殊能力，以支撑上层应用，形成高可用数据资源。

一、数据挖掘

医疗卫生信息化的迅速普及，为医疗行业积累了海量有价值的数据。对这些数据的有效利用，分析、挖掘其中隐含的信息、知识及模式，可为患者提供更好的诊疗及保健，为管理者提供更好的决策支持。国内对数据挖掘方面的研究还处于起步阶段，数据挖掘方面的应用也只是集中于诸如电信、金融和保险等行业，且大多是国外产品。在医学信息的数据挖掘方面，国外有更多的研究及应用，不仅把数据挖掘应用于患者及医院的管理方面，而且在辅助医生诊疗各个方面都有广泛的应用。

数据挖掘在我国医疗行业的研究具有重要的实际应用价值，目前主要应用包括疾病风险预测、个性化诊疗方案建议以及医院管理决策支持等等。对疾病和疾病风险的预测是通过对医学大数据的挖掘、分析，并应用智能决策技术，对常见疾病如心绞痛、心肌梗死、脑血管疾病、糖尿病、高血压病、肿瘤、哮喘病、结缔组织病等疾病发生概率的预测和疾病风险的预测，预测遗传性疾病和多发性、多因素疾病，具有重大的临床意义和广泛的社会效益。对个性化诊疗方案的建议是通过大量医学数据的挖掘、分析和应用智能决策技术，去发现各种潜在的危险因素和相关性，并进行个体化预测，再基于获得的挖掘成果去构建一套完善、周密和个性化的健康管理系统，可帮助健康人群及亚健康人群建立有序、健康的生活方式，降低风险状态，远离疾病；还可帮助亚健康人群对疾病早发现、早预防、早诊断、早治疗、早手术，提高生存率、降低致残率和病死率、提高生命质量。管理决策支持方面可利用数据挖掘技术优化医疗资源，通过对医学大数据的挖掘，发现最佳治疗方案，提升医疗质效，大幅度地降低医疗费用。在基于大量医学数据分析的基础上，还可进行科学的健康管理，早诊早治，从而使得医疗费用下降。

数据挖掘系统建设包括以下几个模块内容：

1.工具集成

该系统集成多种开源及付费的数据挖掘工具，如R、Python、Orange、Weka、SAS、Matlab、SPSS等。同时，该系统会及时维护所有挖掘工具的各个发布版本。用户不用再苦恼于挖掘工具复杂的安装及配置过程，也免于维护各种挖掘软件所需工具包。

2.策略管理

基于数据挖掘的不同策略调度，实现可视化的策略设计以及基于不同策略的流程行为定制。通过拖拽的方法，将数据挖掘提供的功能算法进行自动适应，在无开发人员干预的情况下，支持科研人员对数据的挖掘。

3.流程管理

系统需提供流程配置管理字典，可对挖掘流程进行任意组合配置。可配置流程步骤包括：理解数据和数据的来源，获取相关知识与技术，整合与检查数据，去除错误或不一致的数据，建立模型和假设，实际数据挖掘工作，测试和验证挖掘结果、解释和应用等等。

4.镜像仓库管理

每个研究者可以创建适合自己开发使用的镜像环境，在镜像环境中集成自己常用的挖掘工具。针对不同研究任务的不同研究阶段，可以同时对多个镜像环境进行启动、停止、销毁等管理操作，便于资源的回收和再次利用。

5.向导式建模服务

系统需集成常见的计量和统计分析方法的算法，包括深度学习、数据挖掘、迁移学习、图像及自然语言等多类算法和工具。研究者只需要直接使用交互式控件配置算法参数，省去各种重复性的代码过程，快速生成建模服务并管理自己创建的模型的过程。

6.在线推理管理

针对已完成开发和测试的模型，可以在模型部署页面完善服务名称、简要描述、部署模式、运行环境、模型选择、模型版本、实例数、实例规格等内容，待审核后，将该模型注册到统一服务平台，供各种应用服务来调用，服务于生产。

二、数据报表

数据报表系统建设包括以下几个模块内容：

1.统一元数据管理

报表系统需具有一致、统一的元数据管理，同时元数据层需具有完备的安全性控制，能够为整个企业提供一致的数据视图。由管理员或高级用户定义元数据模型，管理种类繁多的字段、表连接、视图等对象，并且元数据可以贯穿整个报表系统应用始终，便于最终用户探查细节数据，能够平滑地适应从简单到复杂的应用环境。

2.报表开发引擎

报表系统需支撑同时连接多数据源，甚至异构数据，可支持多查询，每个查询可以连接多个数据源，可支持存储过程的报表开发，也可以支持多维模型的报表开发，需支持包括声音、视频、图形、表格、文字、关系行数据库内容、OLAP等信息。

报表开发工具的易用性体现在自定义配置能力方面，基于鼠标拖拽的强大的格式定义能力，对XML可视化报表定义方式，让用户非常方便地控制报表中内容的精确布局，只需要做简单的操作就可以完成穿透钻取、级联提示等功能。

报表系统需具备穿透钻取功能。用户可以从汇总数据钻取到明细数据，也可以从一个主题穿透到另一个主题，从而能从业务上、层次上跟踪发生了什么问题和为什么发生了这样的问题。

报表系统需具备丰富的图表功能，图形的种类包括交叉表、条型/3D条型，饼型/环型、线型、量表型、漏斗型、散点型、点密集型、瀑布型等。除了常用的图形化工具外，大数据技术下的仪表盘功能、地图等功能也需具备，以支撑KPI仪表盘等高级管理需求。

3.第三方接口管理

报表系统作为一个企业级的端对端的解决方案，需提供JAVA、VB、C#等多种语言的API开发接口，支持J2EE、Net的开发方式，以满足不同应用系统的集成和根据用户需求进行二次开发的需要。

4.报表总线服务

报表系统的报表总线服务为报表系统提供了统一的接口和标准，可支撑系统的升级和融合。为提高对资源的利用率，报表系统采用多线程机制，每个用户请求对系统资源的占用少，能最大化地利用资源和用户并发，即使某个用户请求出了问题，也不会影响其他请求，系统还能照常运行。报表系统还需具有负载均衡功能，能根据实际使用情况对各模块进行负载，满足用户数并发访问的要求。

三、数据分析

数据分析是指用适当的统计分析方法对收集来的大量数据进行分析，提取有用信息和形成结论而对数据加以详细研究和概括总结的过程。数据分析可帮助人们做出判断，以便采取适当行动。数据分析系统建设包括以下几方面内容：

1.数据探索及调阅管理

系统提供针对数据分析所需的数据集中呈现，用户可任意组合、任意条件进行快速检索，根据用户需要确定分析的数据集范围。用户可自定义保存所选数据集条件组合，并反复多次使用。系统提供根据用户特色的探索条件配置维护管理，便于用户多次反复使用。

2.数据分析可视化管理

在海量数据查询后，最大的问题是数据离散程度未知，且数据特性也不同，使用者往往不能判断数据是否支撑分析需要。因此，系统提供针对用户指定数据集的数据可视化管理。可视化模式，可以指定全量数据集，也可以根据自己的需求，使用样本数据集进行浏览。通过配置不同的可视化模型（饼图、条形图、散点图、折线图等），可以快速地帮助用户定位数据的匹配程度，解决数据分析过程中数据往复的问题。

3.数据分析日志分析管理

所有的数据调阅均会产生数据分析的相关日志。无论是用户配置的调阅条件，还是最终的数据结果，均会形成完整的数据日志记录。医院管理者定期分析操作日志可以带来如下几个好处：通过对同类用户多次调阅条件的分析，学习用户行为模式，进而在用户下次使用数据分析时，能智能地提供给最为直接的数据分析服务，如自动推荐调阅条件、自动生成调阅参数等；通过对用户多次调阅结果的数据分析，系统内部自动触发某类型的数据挖掘算法，帮助用户更快地从数据结果集中寻找出数据中隐藏的规律，并实时提醒或告知用户；通过对调阅条件的频率和结果的综合分析，系统还可以提供数据分析星期/月度/年度等不同周期的订阅服务。

4.数据分析订阅服务管理

系统提供的订阅服务管理，主要针对主动和被动两个方面：主动方面，用户可自行配置数据分析的相关参数。如条件、可视化图表、输出等，系统可自动完成相应的数据分析结果，并根据配置提醒或推送给用户。被动方面，系统根据日志管理中的结果判断，可自动生成相应的订阅服务。该服务可由医院管理部门维护，也可由用户自行维护自己的订阅服务。

四、数据检索

数据检索系统建设包括以下几个模块内容：

1.流式引擎管理

在实际医疗行业应用中，存在连续不断的海量、高速的流数据，这些场景下，数据通常无法全部保存，只能在通过系统时进行一次性分析处理，流数据分析平台可以发挥重要作用。流式引擎管理可以实现常用的在线学习的分类、聚类等算法，提供基于数据流的流式计算分析的能力以及流计算开发工具，高效开发流式分析应用。

2.任务调度管理

系统提供任务调度遵循两个原则：按需分配和任务粒度细化。

任务调度分两部分工作，对内部任务的管理维护，对外部从盘请求的处理（请求获取任务，返回处理后的结果）。

3.标准接口服务共享

其提供标准接口服务的形式，使得引擎的结果能在数据分析和数据挖掘中共享调用。

五、自然语言处理

1.自然语言处理引擎管理

医疗行业是典型的知识密集型行业，有非常丰富的知识沉淀，其主要表现在大量的临床文档中。而这些临床文档绝大多数又是以自然语言的形式存储在半结构化或非结构化的数据中。只有尽可能地分析和挖掘这部分知识的沉淀，才能更好地为临床科研以及管理服务。

自然语言处理功能引擎管理可以快速地基于文本进行数据挖掘，采用自动化的方式对内容进行文本分词、命名实体抽取及实体间关联关系发现、文本关键词提取、标签扩充、摘要信息提取、相似文本查找、文本差异比对等加工处理。

2.分词策略管理

在分词领域中，很难存在通用且效果好的分词系统。不同领域都有其独特的领域词汇，很难通过有限的训练数据去捕捉到所有领域的语言现象。同时，不同使用场景对分词的要求也具备一定的差异，有的需求分词速度快但是精准度要求较低；有的需求精准度高但对分词速度没有较高的要求。分词策略管理是针对不同领域、不同场景、不同应用需求的解决方案，可对指定领域与需求给予最合适的分词方式，包含训练数据集、自定义词汇、分词系统等。

参考文献

［1］周阳.基于机器学习的医疗文本分析挖掘技术研究 [D]. 2019.

［2］曹艳林，王将军，陈璞，等.人工智能对医疗服务的机遇与挑战 [J]. 中国医院，2018, 22（6）: 25-28.

［3］刘露，杨晓雷.新基建背景下的数据治理体系研究——以数据生命周期为总线的治理 [J]. 治理研究，2020（4）: 59-66.

［4］王觅也，郑涛，李楠，等.医疗大数据集成及应用平台体系构建 [J]. 医学信息学杂志，2019, 40（8）: 37-42.

第三章

医疗大数据治理方法

在一个合理的大数据平台体系下，医院的数据得到了良好的存储和管理，数据价值已得到了较好的体现，"数据治理"一词出现了。医疗大数据治理的目的是构建高质量医疗大数据分析的数据基础。本章将详细描述数据治理的主要支柱，即数据标准、数据规范、数据质量管理和数据安全管理。

第一节　数据标准及数据规范

一、数据治理的定义

根据牛津词典，治理一般是指控制、影响或规范一个人、一个行为或一个事件过程的行为。数据治理是一个经常被讨论的概念，但是目前工业界及学术界对其认识尚不统一。国际数据管理协会认为数据治理是对企业数据资产管理行使权利和控制的活动集合。国际数据治理研究所给出的数据治理的定义是：一个通过一系列与信息相关的过程来实现决策权和职责分工的系统。简而言之，数据治理是企业涉及数据使用的一整套管理行为。

医疗数据治理的对象是医疗机构内的数据资产，是对医疗机构数据资产的清洗、整理、整合。医疗数据资产一般包括临床诊疗数据（如诊断手术、医嘱、检验检查、临床文本、药物管理等）及医院运营数据（院内收费系统、挂号系统、账单系统、人力资源系统、资源调度系统）。这些数据之所以是医院重要的数据资产，在于其可用于医疗及运营决策，如评估患者治疗结果、生命质量，以及健康的提升状况；评估医疗业务流程是否达到了既定的诊疗效果；评估医疗质控措施、减少医疗安全漏洞；评估医院财务稳定性；评估人员配置、预算、供给；控制医疗及医院运营成本等。

但目前医疗数据资产存在诸多问题，例如缺乏数据标准、缺乏编码标准、缺乏语义支持、存在数据及信息孤岛等。缺乏治理的数据资产将导致用户难以对数据进行整合、分析、利用；缺乏数据治理的数据资产，较难支撑临床及医院运营的良好决策，其后果是降低生产效率、降低患者诊疗质量以及降低医院运营收入。

二、数据治理的核心内容

数据集成与数据治理系统应完成数据采集、数据清洗、数据治理、数据管理等数据制备工作，需包含数据ETL管理、元数据管理、主数据管理、数据质量管理、数据安全管理、语义解析、数据整合、数据迁移、数据建模工具和数据可视化等数据治理通用性功能及工具，这些是将杂乱无章的数据规整为高可用数据的基础。

数据治理应由院内多部门广泛参与，共同组成由院领导牵头的"数据治理委员会",信息中心或数据中心组成的数据治理办公室以及院内多部门作为数据治理参与方,旨在为数据使用建立自上而下主导的、广泛参与、多部门协作的数据治理机制。

数据治理是数据管理的核心,其关键技术包括元数据管理、主数据管理、数据图谱、主索引管理、自然语言处理等。目前,常规的数据治理技术在应对现有复杂度极高的结构化、半结构化及非结构化医疗数据时仍然捉襟见肘。在大数据集成治理系统中,要求构建具有图谱关系的元数据网络,由信息技术人员、医学标注人员、临床专家、管理专家等设定符合数据特征及相关关系的治理策略,在保证数据资源完整、统一且可追溯的前提下,利用分布式处理技术的优势最终实现医疗数据的治理。

医学术语是数据治理的有效方法,使用UMLS及SNOMED CT等一系列国际主流术语集,用其进行术语概念表达是主流方式。基于医学术语的数据治理,可以将诸多标准不一、规范不一的数据,通过语义网络,关联临床数据、药品、检验检查等相关医疗数据,最终完整实现数据集成交互、互联互通及互操作的目标。利用相关术语集进行概念描述时,可应用相应的语义网,将完整的临床资料分析后用于数据服务和知识表达。

医院数据治理已经愈发重要,目前公认的几项核心内容是:数据架构管理(包含领域模型、术语)、元数据管理、主数据管理、企业级资产管理(包含内容与记录)、数据安全管理和数据质量管理。

三、数据治理与相关类似概念的区别

数据治理与信息治理的区别是,前者注重数据输入端的治理,包括关于患者、医疗过程、检查测量等基本事实和观察,比如对年龄、体重、身高、性别、诊断、医嘱等事实数据的治理；而后者注重数据输出端的治理，包括信息的收集、分析、整合及解释性，并对数据进行计算及可视化。

数据治理与数据管理也是相似概念，两者都是企业内部针对数据资源的一系列行为。但是相比数据管理，数据治理更强调企业内部自上而下、分工协作式的数据治理组织体系。一般认为数据治理比数据管理的内涵更加丰富，强调多个数据管理活动的统一协调、管理及合作。

四、数据标准

宋朝朱熹所著的《中庸或问》卷三有言："古语所谓'闭门造车，出门合辙'，盖言其法之同。"其中"闭门造车，出门合辙"其实恰恰谈的就是有标准（"法之同"），其意思是只要形成统一规划、标准后，即使大家关起门来独自造车，完工后也能和路上的车辙完全相合。可见古人早就强调行事之前标准先行的道理。在医疗数据治理的过程中，标准依然是需要首先规划的。

数据标准是企业对数据的定义、组织、监督和保护进行标准化的过程。数据标准管理系统参考和应用的标准包括多方面：数据交换标准、全局术语标准、数据存储模型标准、数据质量标准以及数据安全标准等。采用HL7、Dicom标准以及国家卫健委颁发的数据集标准，作为信息系统数据交换的标准来保证系统数据的标准化。以国际国内医学术语集为核心（如SNOMED CT、UMLS、OMAHA等），将全局数据进行语义概念识别，将各种诊疗信息串联后借鉴语义网进行分析。针对数据资源层的数据存储和数据模型，主要根据医疗数据的特点有针对性地纳入相应的标准，以便更好地与核心医疗术语对接。其中，数据模型重点参照HL7的核心部分。针对药品相关的数据模型分类的设计，重点参考和遵循RxNorm与ATC标准。对于检验数据，多以LOINC作为数据的编码系统来组织相关数据；对于影像学数据，多以DICOM协议作为支撑数据交换的标准，遵循RadLex作为放射术语的桥梁。数据安全标准方面，兼顾《大数据安全标准化白皮书》《个人信息安全规范》《信息系统安全等级保护基本要求》等国内标准以及参考美国的HIPAA法案少量内容和欧盟于2018年颁发的最新的《通用数据保护条例》（GDPR）等国际标准。

按照我国卫生信息标准体系框架，数据标准一般分为五类：基础类、数据类、技术类、安全与隐私类与管理类组成。

（1）基础类标准包含信息模型、医学术语、体系框架等，这类标准是各种标准的基础。

（2）数据类标准是指数据采集、表达阶段的标准，其包含数据元、元数据、值域代码等。

（3）技术类标准是指技术规范、传输与交换的标准。

（4）安全与隐私类标准是指信息安全及隐私保护等标准。

（5）管理类标准是指各级医疗监管机构为对医院进行评价及监督而制定的各种标准。

其中基础类标准是推导其他标准的基础，医疗领域的领域信息模型、体系框架等决定了数据的组织模式，构架起了数据资产目录。

五、术语

1.术语定义及作用

术语集是用于专业知识领域的专门语言中的一组指称的集合。在医学领域，依据不同的开发策略及服务目的，国内外开发了多种医学术语系统来支撑和促进医学信息化发展，最具有代表性的有：美国病理学会开发的系统化临床术语集（SNOMED CT）、美国国立医学图书馆开发的一体化医学语言系统（UMLS）等。医学应用术语集的优势在于：

（1）应用于临床记录：术语集不仅可以满足临床表达方式的多样性，

而且可以保证较好的临床适用性。

（2）应用于垂直搜索：临床概念有多种同义术语或下位词（子概念）信息，利用术语进行大数据检索可以提升检索结果的完备性及精准性。

（3）应用于概念识别或语义标注：利用术语在临床文本中进行概念识别或语义标注，可有效降低人工标注的工作量。

（4）应用于数据分析：利用临床概念的语义关系，可使临床数据分析的结果更加准确可靠，有利于发现隐藏在语义网中的潜在联系。

（5）应用于决策支持：当今主流的生物医学知识库多以术语进行表达，快速定位问题并结合知识推导，有利于构建更精准的决策支持系统。

（6）应用于语义互操作：建立当前医疗机构与标准术语集的映射，可实现不同术语系统间语义层面的信息交换，这种信息交换同样适用于不同机构间的语义互操作。

术语集的应用不仅仅是将数据进行后结构化，更是对其进行语义化的赋能。

2.主流术语集介绍

1）SNOMED CT

SNOMED CT是目前全球最全面，且拥有多种语言版本的临床术语集，目前在全球有超过75个国家及地区使用。其支持高质量的临床病历记录以及临床信息表达。SNOMED CT是生物医学领域最重要的术语集之一，其是由SNOMED-RT与英国国家卫生服务部发布的临床术语相互合并而来，并经过扩充与结构重组而成。通过将这两个体系组合，SNOMED CT成为目前最为广泛全面的临床词表。IHTSDO组织于2007年获得SNOMED CT，该组织是一个非营利性国际机构，主要职责是组织、维护和发布SNOMED CT。IHTSDO组织成员国及地区可免费使用SNOMED CT，而在非成员国及地区，注册的成员可以较低的费用使用该产品。其

2020年1月版本共收录352 567个医学概念，涵盖了临床医学的大多数方面。SNOMED CT作为世界上主要的标准临床术语集，由于其具有可灵活地对临床术语进行表示，能反映临床术语间的逻辑关系，并以关系数据表形式组织等优势，因此在世界上30多个国家及地区的电子病历、电子处方、医嘱录入及决策支持系统中得到广泛应用。但是目前中国并非IHTSDO组织成员国，因此利用SNOMED CT需要以个人或组织名义向该组织申请授权。

2）UMLS

由NLM开发的一体化医学语言系统，是对生物医学领域内许多受控词表的一部纲目式汇编，其主要应用领域是生物医学信息检索、医学自然语言处理及临床决策支持等。UMLS是一套文件与软件的集合，其通过整合大量健康及生物医学领域的词汇表以及标准，使各个信息系统间的互操作性成为可能。使用UMLS的意义在于：

（1）可以将不同医生、不同医疗机构、不同医疗保险企业使用的术语与代码关联。

（2）可以协调同一所医院内，不同部门间的患者诊疗信息。

（3）可以处理从文本中抽取的医学概念、关系及知识。

（4）促进不同术语集间的映射对照。

（5）开发信息识别与抽取系统。

（6）从超级叙词表中提取特定术语。

（7）建立及维持一个本地术语集。

（8）开发一种术语服务。

（9）对术语集及本体论进行研究。

3）HPO

人类表型本体提供了出现在人类疾病中异常表型的标准化词汇。HPO中的每个词条，都描述了一种异常表型。HPO的重要性在于，几乎主流的遗传性疾病诊疗知识库，如Orphanet、DECIPHER以及 OMIM，都以HPO术语来描述疾病的异常表型。目前HPO已经有13 000条词条，其对所有的词条进行了系统的分类管理，并在对各种遗传病以及罕见病的研究中起到巨大作用。2016年左右，我国成立了中文人类表型标准用语联盟CHPO，旨在提供人类表型的中文标准术语，以及一个高效的中文人类表型搜索引擎。目前CHPO最新版本已于2020年8月发布。

4）OMAHA

OMAHA联盟是国内一个致力于通过行业协作、开源开放的方式来实现健康信息技术的标准化，从而提高不同系统之间的操作能力，提升行业规范化和整体效率的非政府组织。OMAHA由浙江数字医疗卫生技术研究院发起，开发了OMAHA七巧板中文医学术语集。其由概念文件、术语文件、关系文件和映射文件组成。术语集基于本体的方式进行构建，包含概念、术语（同义词）、关系等其他信息。映射通过建立OMAHA七巧板医学术语集的概念与国内外其他术语集语义相同或相似的编码、概念之间的关联来形成映射文件。该术语集每季度发布一次，分别在每年的1、4、7、10月的20日发布新版本。目前最新版本是20200420正式版本。截止到2020年4月，已发布94万个概念、117万个术语、286万个关系、111万个映射。

5）LOINC

观测指标标识符逻辑命名与编码系统/临床实验室观察结果标识符名称与代码系统为实验室和临床检查、相关医嘱及检查结果提供了一套统一的名称和标识符，从语义和逻辑上支持医学检验、检查结果的交换。LOINC是由Regenstrief研究院于1994年发起，旨在促进临床结果的交换，使其更好地为临床及科研服务。LOINC术语包含六个重要的主轴，分别是：成分（component）、受检属性类型（property measured）、时间特征（timing）、体系类型（system）、标尺类型（scale）、方法类型（method）。

6）MeSH

医学主题词表是由美国国家医学图书馆编制的一个受控的、分级组织的词汇表。它用于生物医学和健康相关信息的索引、编目和搜索。MeSH是UMLS的基础，其包括出现在MEDLINE、PubMed、美国国家医学图书馆数据库中的目录和美国国家医学图书馆数据库中的其他主题词。MeSH为具有不同术语但概念相同的内容提供了解决方案。MeSH以层级结构组织其描述，各主题词可代表包含下位概念的垂直型语义概念，借助此"宽泛概念"可以检索出那些以"缩窄概念"作为主题词的文献。许多同义词、近义词概念都包含在条目中，以帮助用户找到最相关的描述词汇。

7）RxNorm

RxNorm由美国国立医学图书馆创建。RxNorm数据包括政府创建的临床药物专有名称和代码，其提供了临床药物的规范化名称，并且可以将其映射至许多常用的药物术语表。通过与这些词汇表之间的交叉映射，RxNorm可以在使用不同软件和词汇表的系统之间进行消息互换及语义互操作。

RxNorm可规范电子处方数据。RxNorm将概念唯一标识符分配给药物和药物产品。这些标识符包含语义临床药物子类。RxNorm中的语义临床药物有三个术语，活性成分（active ingredient）+强度（strength）+剂型（dosage form），例如，"阿昔洛韦＋400 mg＋口服片"是RxNorm的语义临床药物，其概念唯一标识符197311。

8）ICD

国际疾病分类是依据疾病特征，按照规则将疾病分门别类，并用编码来表示的系统。ICD本身是统计分类系统，用于疾病和其他健康问题的发病率和流行率监测，以提供不同国家、不同地区的健康、疾病状况统计，可进行病种聚合、统计分析及国际比较。

ICD是WHO制定的国际统一的疾病分类方法，它根据疾病的病因、病理、临床表现和解剖位置等特性，将疾病分门别类，使其成为一个有序的组合，并用编码方法表示的系统。

3.医院术语管理系统设计

医院术语管理系统需要对多种术语集在院内落地进行管理。

1）术语视图

术语视图是对所有医学术语集进行集中展示，可级联展开各种主流医学术语集。如图3-1左侧目录树展示UMLS、SNOMEDCT、HPO、ATC、OMAHA多种术语集，可以筛选术语集来进行进一步展示。通过右侧"基本属性"的页签展示左侧目录树选中的某一个概念的ID名称、语义类型、定义、同义词、关系以及它的"语义父级""语义子级"关系；通过右侧"关系图表"页签展示左侧目录树选中的某一个概念的关系图表结构；提供同义词添加以及概念下载、结构图表下载功能；术语视图提供检索功能。见图3-1。

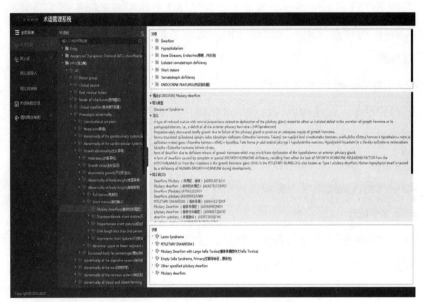

图3-1　术语管理系统的术语视图

2）术语映射总览

因UMLS术语集可与多种术语集进行交叉映射，术语映射总览是展示某概念与其他术语的交叉映射结果。选中特定医学术语集中某个概念时，页面可呈现其他术语集中与该概念成功交叉映射的结果，同时点击右侧其他术语集概念中的"原始视图"，可以查看该概念的语义关系，其效果同"术语视图"中右侧"基本属性"页签中一样的内容，如图3-2所示。

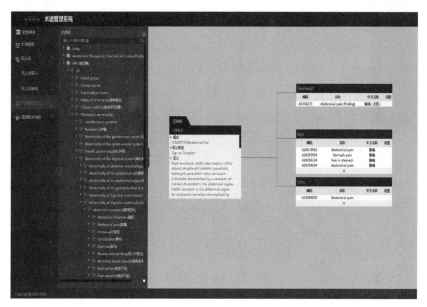

图3-2　术语管理系统的术语映射总览

3）同义词导入及审核

术语集中的概念是学术性、规范性的，但电子病历中的日常惯用描述更加自然随意，以此将这类电子病历中的日常惯用描述映射至标准术语集，有利于自然语言处理程序对其进行术语概念识别。利用众包技术，院内用户可自由将临床日常惯用描述映射至某个术语集的标准概念之上。其后，院内术语维护小组可对同义词进行审核、维护，以扩充目标术语集中概念的同义词搜集，如图3-3所示。

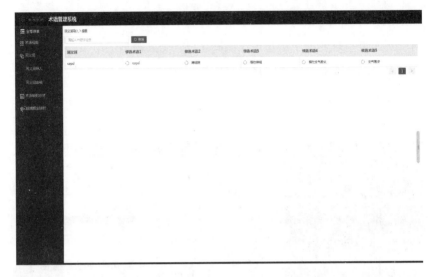

图3-3　术语管理系统的术语同义词维护

4）订阅功能

可为其他系统（如检索系统、360）进行术语订阅-调用服务，使得检索查询一个概念时，术语系统可以返回该概念的同义词及下位词。

六、元数据

1.元数据概述

元数据是描述数据的数据，或称为"关于数据的结构化数据"，其是规范、记录数据本身含义的数据。哈佛大学数字图书馆项目定义元数据是帮助查找、存取、使用和管理信息资源的信息。元数据是描述数据的内容、覆盖范围、质量、管理方式、数据的所有者、数据的提供方式等信息，是数据与数据用户之间的桥梁。元数据概念在20世纪末被提出，但实施规模并不大，再加上元数据本身包含的内容太过庞大，以致未得到足够的发展和重视。元数据管理一般认为是数据治理的核心，数据治理是否成功其关键在于元数据管理是否成功。

　　为解决医院信息系统数据治理等问题，需要通过元数据管理系统规范院内各系统的数据集成和工程实施。元数据的实施应参考OMG组织的公共仓库元模型等国际标准。

　　元数据治理的作用：

　　（1）数据描述。元数据对信息对象的内容属性等的描述能力是元数据最基本的功能，即描述数据的数据。

　　（2）数据检索。支持用户发现数据资源的能力。即利用元数据来更好地组织数据资源及信息对象，建立它们之间的关系，为用户提供多层次、多途径的数据检索体系，从而有利于用户便捷、快速地发现其真正需要的信息资源。

　　（3）数据选择。可支持用户在未浏览信息对象本身的情况下，能够对信息对象有基本的了解和认识，从而决定对检出信息的取舍。

　　（4）数据定位。提供信息资源本身存放位置方面的信息。

　　（5）数据血缘。数据血缘是指数据产生的链路，当数据溯源时，可以找到相关数据之间的联系。

　　元数据内容有几个基本概念，如表3-1所示。

表 3-1　元数据相关概念

简称/术语	说明
技术 元数据	技术元数据包含关于运营分析系统数据技术层面的信息，描述了数据源、ETL、数据仓库和数据集市、OLAP，以及接口等子系统的数据特征。一般包括表结构的Schema信息、表的视图信息、表的索引信息、血缘关系、业务属性等信息。技术元数据对设计数据库的人非常有用，以保存word文件为例，其文件大小、页数、字数、创建日期、修改日期都是这个word文件的技术元数据
业务 元数据	业务元数据用业务术语、名称、定义来描述经营分析系统中的各种业务信息，供业务人员使用。一般包括医院运营指标定义、医院业务报表信息、医院业务流程信息等。业务元数据对最终用户或数据使用者来说有意义，它提供了对数据的一致性理解

续表

简称/术语	说明
管理 元数据	管理元数据主要是指经营分析系统日常建设过程中，涉及开发、运维等管理流程的基本信息
公共仓库 元模型	CWM标准是OMG组织定义的数据仓库和相关系统的国际元数据标准，CWM标准的目的在于使得数据仓库和商业智能软件的元数据在分布异构的数据分析工具、数据仓库平台、元数据存储等系统之间交互
信息 地图	信息地图是在元数据基本功能基础上对经营分析基础元数据信息的全局、多视角的展现

2.元数据管理

元数据管理流程一般先通过数据库主动访问方式，对数据库、数据表、数据字段进行数据分析采集，运用NLP技术快速实现技术元数据分类，并找到可能的元数据间相互关系，以生成结构映射，添加相关规则对数据进行清洗转换，最后人工审核相关映射是否准确。再通过血缘分析、影响分析、变更管理等功能对元数据的演变进行溯源，及时跟踪元数据的变化过程，快速查找元数据的定位，以保证数据质量。最终根据业务需求对数据进行主题设计，通过分类汇聚形成相关领域的数据集市。

医院内规划元数据管理是希望实现以下建设目标：

（1）基于大数据集成各环节、流程中的元数据进行管理，包括生产系统、数据湖、领域数据中心等一系列数据生产流程。

（2）针对医疗行业大数据集成标准化应用，完成对行业标准的元模型、主数据与数据元管理。

（3）对获取的元数据、主数据等相关基础信息建立医疗行业领域模型、主题模型、ETL模型等。

（4）为用户提供有效的分析应用，更方便地了解系统数据情况、模型变化情况，分析主要包括血缘分析、影响分析、指标一致性分析、模型对比分析。

（5）提供元数据有效的检索手段，为用户快速搜索查找元数据提供便利。

（6）实现元数据统一权限管理，为不同用户提供不同范围的元数据及不同操作。

（7）为第三方应用提供元数据交换共享接口，为其他系统提供支持。

医院内元数据管理系统的核心逻辑结构，如图3-4所示。

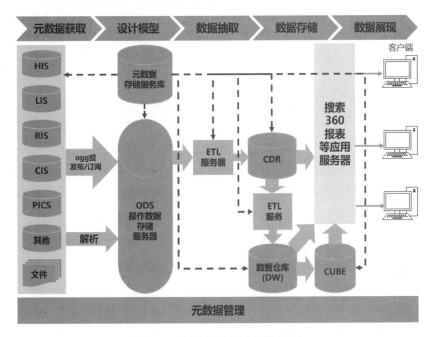

图3-4　元数据管理业务流程图

实施医院内元数据核心模型及实现模块包括元模型管理、元数据管理（服务管理、库管理、表管理）、常量管理、元数据血缘、元数据权限管理、ETL管理等。

元数据的血缘追溯，首先根据元数据对应模型中保存的元数据信息，通过一系列的数据关系分析以及数据运算，让用户通过元数据系统能够清晰地找到对应的数据起点到终点的整个数据转换流程。例如：报表数据或指标元数据中有"费用指标、人次指标、均次指标"等指标，其中均次指标通过费用和人次指标计算所得，然后每个指标都是计算得到，再溯源到具体指标所属的领域数据中心表字段，以及ETL中所有的数据处理过程，都可以在元数据的血缘中进行追溯。数据血缘让我们可以清楚地定位与某个元数据所有有直接关系或间接关系的元数据信息。元数据血缘追溯后，可以选择某一个元数据，查询当前选中元数据的具体属性和其他子级元数据信息。元数据血缘解析，需要完成对一系列逻辑运算符的解析处理，需要对基本的SQL语句脚本进行解析处理，比如聚合、分组、子查询、嵌套查询等。

3.医院元数据管理系统设计

医院数据资产目录可呈现医院各数据领域中的数据条目数量与数据标准中国家标准、行业标准、院内标准以及其映射关系维护的结果。

资产目录包含技术视图、业务视图、项目视图模块。数据资产的技术视图主要是记录医院内数据库中的表和字段；而业务视图包含医学研究、临床诊疗业务、运营管理业务、标准数据集、标准数据元等业务相关资源的记录；项目视图则显示医院内各种项目产生的数据资源目录。

七、主数据

随着区域医疗信息化的进一步建设，医联体内各机构系统的业务协同需要建立在有效的、统一的数据标识基础上，需从居民、医疗机构、医务人员、医疗设备、术语及字典几大类全面进行标识整合。医联体内涵盖大量临床数据、居民健康数据及行政运营管理数据，因此进行区域数据整合需要强大的数据存储力、数据分析力和计算能力。应从整体业务分析切入，通过相似度算法分析、模糊匹配、相似度阈值、人工众包审核等技术实现主数据映射的系统设计。

主数据目标首先是统一维护院内基础字典数据的入口，其次是统一监控各业务系统之间字典的同步服务，最后是为院内平台标准数据集转换提供依据。将基础数据进行统一管理，基于此背景，主数据管理平台的作用显得尤为重要。

1.主数据概述

医院主数据分散存储在医院的各个子系统内，是对医疗机构、监管部门至关重要的核心业务实体数据，比如患者、医生、科室、员工、药品等，其特点是关键、分散、缓慢及共享。主数据管理关注于医院的主要实体数据，其不仅应用于整个业务中的各项事务，还用于对事务数据进行分类、聚合和评估。主数据管理简单说就是医院内部各个系统所共享的字典数据。随着医院各项业务流程的信息化程度越来越高，一个个信息孤岛也同时形成了，在这些信息孤岛中，有一部分基础数据是相同的，例如医生、科室等信息。但是随着时间的推移，各个业务子系统对这部分基础数据进行了一些完善和补充，以至于各个子系统中的基础数据不尽相同。另外，随着医院业务数据的不断增加，各子系统间的交互越来越密切，医院需将一些业务信息进行集成，而由于基础信息的不一致，给集成工作带来了一些阻滞，因此有必要将各个子系统中的基础数据进行统一管理。基于此背景，主数据管理平台的作用显得尤为重要。

2.主数据管理系统

主数据管理系统一般分为三个主要部分：院内主数据的新增及维护、院内主数据的统一及订阅发布以及院外主数据的映射及概念映射。在主数据首页上可以查看三部分功能：主要展示系统标准数据信息、映射情况信息及订阅发布信息，如图3-5所示。

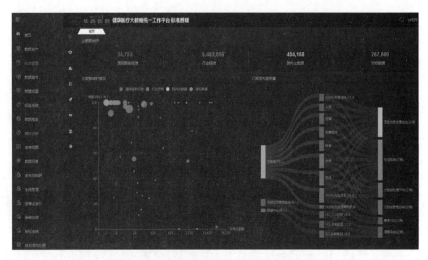

图3-5　主数据管理系统的标准管理总览图

1）院内主数据的新增及维护

可分别在系统内对国家标准、行业标准、院内标准、院内非标准等多级别主数据进行主数据项目的新增及条目维护，如图3-6所示。

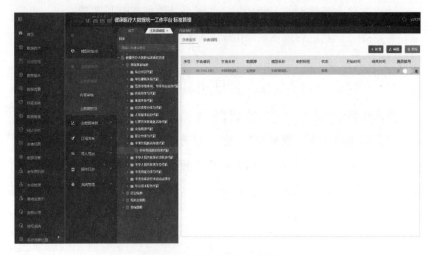

图3-6　主数据管理系统的标准管理工作台

2）院内主数据的统一及订阅发布

目前部分行业的主数据质量相对较差，且分散在不同应用领域的多个数据源中。而主数据管理系统正是一套用于创建和维护一个权威的、可靠的、可持续的、精确的、安全的数据环境，形成一个一致的主数据视图工具。它可以有效地改进数据质量并更高效地管理主数据，所以在医院信息化过程中主数据管理系统作为数据维护的基础设施，是数据治理关键的一环。主数据管理系统为医院基础字典提供了统一的维护入口，并且为院内平台的标准数据集转换提供了依据，在医院信息化上保持了字典数据的一致性、完整性、相关性和精确性。主数据管理系统用于医院中主数据的统一管理和维护，并可以将统一、完整的主数据与其他系统对接，解决主数据在多个系统中不统一的问题。同时也可以接收其他系统台对于主数据变更的请求，以达到数据变化的实时同步反映，如图3-7所示。

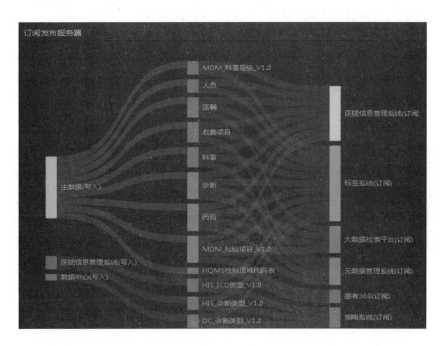

图3-7　主数据管理系统的订阅发布视图

3）院内主数据的映射及概念映射

在将主数据统一后，需要将主数据的值域项目与相应的术语标准进行映射，例如药品数据映射至电子监管码、ATC编码等。这类数据映射往往需要业务科室进行配合。而且院内主数据向主管监管机构上报时，所有字典表的数据均需要转码成官方发布的字典。

院内主数据一般映射至各领域相关标准，包括：

（1）国际国内标准：ICD–10、ATC、RxNorm、LOINC。

（2）行业标准：ICD–10临床版、ICD–10临床扩展版。

（3）院内标准：医院内部针对每个业务系统统一的标准。

综上可见，院内主数据最终均映射至相应领域标准，而这些领域标准本身也可能是标准字典或术语集，因此主数据的映射也类似术语归一工作的实例化，将不同含义的术语别称，归类到其标准概念的过程。目前基于科研统计需要，主数据中针对值域分类提供标签查询服务，供数据检索、患者360°视图、科研统计相关应用系统使用，如图3–8所示。

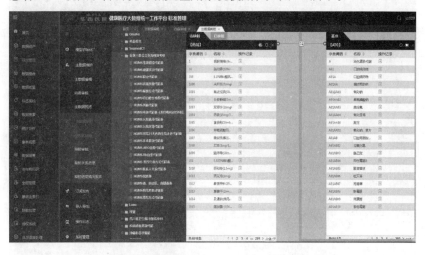

图3–8　主数据管理系统的标准映射管理工作台

4）值域标签概念映射

除将院内非标准值域字典映射至标准值域字典外，很多时候临床研究者也会发起自定义的概念组合，比如"甲功5项""甲功7项""甲功全套"等概念，那么相应职能部门需要将这些概念绑定到院内检验字典表的值域上，这个过程也叫主数据的值域标签概念映射。主数据的值域标签概念映射的步骤：①一般由搜索、360用户等科研工作者，申请自己研究所需的概念标签；②引用医学术语系统，查询要添加的标签在标准医学术语体系中有没有，如果有则引用该概念的概念ID和描述在标签表中；③如果标准术语体系中没有，则操作员自定义院内概念（名称），即可形成标签表的维护；④展示由第三方申请写入的概念、说明、申请时间、申请科室、申请人、申请人电话、标准术语ID、角色权限（维护映射的权限）等。例如：院内自定义概念"进口抗生素""头孢药物"等，再将字典表中相应记录划入这些自定义概念。

八、数据标签

标签是一种互联网内容组织方式，是相关性很强的关键字，它帮助人们轻松地描述和分类内容，以便于检索和分享，标签已经成为web 2.0的重要元素。网络标签其实就是一种虚拟形式的标签，它是以一种互联网的方式，帮助人们进行分类描述，方便人们搜索和分享。这种标签形式，可以让用户的参与性增强，而非仅有管理者确定的管理内容。现在很多用户都是通过对标签的搜索来描述自己发表的内容和检索相关的内容。这种形式的搜索方式一目了然，方便人们对内容的大体了解，从而选择自己想要了解的问题。

不同于互联网标签，医院信息化产生数据时，一些结构化数据已经产生，如性别、年龄、地址等。使用数据时，我们可快速地根据这些标签进行数据聚合；但有一些非结构化的数据就不行，如术后是否出血、术前减黄方式、二次手术等。给患者/用户打标签，建立患者/用户画像，目的都是去检索及应用，所以需站在应用场景上去定义患者/用户的标签体系，每个标签都有其最终的用途。在大数据时代，数据呈现出海量化、多样化和价值化的同时，也改变了传统医疗行业的服务模式。如何在PB级甚至EB级的海量数据中获取并筛选有价值的信息，是对医院信息部门的一大挑战。构建患者标签，支撑精准科研服务，是应对上述挑战的有效解决方案。

标签可从生产系统获取数据，定性或定量描述患者的基本信息、并发症信息、随访信息、术后标签等，以及根据科研人员经验积累的业务规则进行筛选、分析产生的标签，如顽固性腹泻、腹腔引流液管道、出血、感染、畸形、并发症甚至患者社会背景等信息，如图3-9所示。

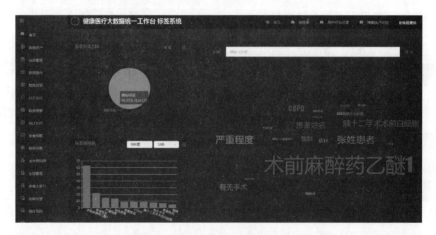

图3-9 标签系统的标签呈现界面

医院标签系统可应用在科研探索、数据挖掘、科研统计和精准推荐的学习场景中，但随着标签的完善以及智能化处理的提升，标签体系将有更广阔的应用场景。

1）科研探索平台的构建

通过用户构建的标签对患者进行分群，针对不同的患者群在探索平台上进行快速的聚合，满足不同科研数据需求的用户个性化服务。

2）精准推送的建立

挖掘用户使用习惯，对优质标签进行推送，从而扩大科研医生研究思路，提升科研数据的转化率。

3）用户画像的描绘

基于该标签模型，增加对外部数据的采集分析，更加完整地生成医生、患者 360° 的画像，帮助寻找潜在的关键、目标性用户，辅助医院决策。

第二节　医疗大数据质量管理

数据治理最为重要的一个环节是数据质量管理。医疗数据产生于各个独立的生产业务系统，受制于业务需求变化，其产生的数据质量参差不齐。不同业务之间的数据时效性和完整性也不尽相同，对数据质量管理也提出了很高的要求。

一、医疗大数据质量管理背景

数据质量在每个行业都有对应的存在。从2002年《医院信息系统基本功能规范》至今，医疗健康行业信息化已走过了从无系统到有系统、从有系统到标准化的阶段。2016年中共中央、国务院印发了《"健康中国2030"规划纲要》（以下简称"《纲要》"），指出要加强健康医疗大数据应用体系建设，推进基于区域人口健康信息平台的医疗健康大数据开放共享、深度挖掘和广泛应用。随着《纲要》出台，各级健康大数据平台蓬勃发展，临床数据快速积累但受限于数据质量优劣以及清洗效率，导致临床数据应用的产出速度以及可信度受到影响。

以国内某大型三级公立医院的大数据平台为例，该平台从2016年建立至今已积累了大量的管理和诊疗数据，其中HIS数据3.5 TB、PACS数据400 TB、LIS数据277 GB、内镜数据700 GB、病理数据211 GB、超声心动数据625 GB。这些管理和诊疗数据蕴含着广大医疗行业工作者的知识和智慧，蕴藏着医院管理和疾病诊疗的规律和趋势。然而，这些数据中存在"脏"数据，一方面来源于业务系统传输和处理过程发生的差异，另一方面来源于医疗业务中的非标准工作流程。同时，医疗科研工作大多是基于回顾性研究，医疗大数据平台的数据并非全部会被实时使用，以致数据问题在被使用后才暴露出来，但此时的数据质量问题已经积重难返，很难再对医疗过程已结束的存量数据进行批量修正。因此，医疗数据质量问题与传统行业不同，它既是零容忍的，也是难以事后修正的，稍有差错都会引起严重的医疗后果，造成错误的管理决策。

二、医疗大数据质量管理方法

医疗大数据质量管理首先需要构建医疗数据质量标准体系，摸清楚数据质量的现状，梳理和分析数据质量问题；然后针对不同的质量问题选择适合的解决办法，制定出详细的解决方案；接着是问题的认责，追踪方案执行的效果，监督检查，持续优化；最后形成数据质量问题解决的知识库，以供后来者参考。通过上述步骤的不断迭代，形成医疗数据质量管理的闭环。

1.构建数据质量标准体系

我国在2018年发布了电子病历应用水平分级评价标准。电子病历系统应用水平划分为9个等级。每一等级的标准既包括电子病历各个系统的要求，也包括对各个系统所产生的医疗数据质量的要求。质量评价体系主要在4个维度来刻画临床数据质量：一致性、完整性、整合性、及时性。一致性主要考察对应评价项目中关键数据项内容与字典数据内容的一致性。完整性考察对应项目中必填数据项的完整情况、常用数据项的完整情况。将系统中所有填写项分为必填项和常用项，必填项是记录医疗病历数据时必须有的内容；常用项是电子病历记录用于临床决策支持、质量管理时所需要的内容。整合性考察对应项目中的关键项数据与相关项目

（或系统）对应项目可否对照或关联。及时性主要考察对应项目中时间相关项的完整性、逻辑合理性，保证时间项有数值，且其内容符合事件发生的时间顺序关系。

除了我国临床电子病历评级标准中的质量要求，也可以结合各临床数据中心的生态架构以及各医疗机构的业务框架，同时结合其他行业的质量控制实践，形成适合各自临床数据中心的质量标准体系。例如，增加唯一性考察描述数据是否存在重复记录；增加稳定性描述数据量的波动是否是稳定的，是否在其有效范围内。数据质量标准体系，见表3-2。

表 3-2　数据质量标准体系

质量维度	检查内容	检查指标	检查规则
一致性	检查数据项内容与字典数据内容	一致率	一致率不能低于90%
完整性	检查必填项数据的完整情况	完整率	完整率不能低于80%
整合性	检查关键项数据与相关项目（或系统）对应项目可关联	关联度	关联度不能低于95%
及时性	检查时间相关数据项的完整性、逻辑合理性	及时率	及时率不能低于80%
唯一性	检查数据是否存在重复记录	重复率	重复率低于0.01%
稳定性	检查数据量的波动是否是稳定的	波动率	波动率绝对值低于20%

2.事前设计质控规则

建立数据标准化模型，对每个数据元素的业务描述、数据结构、业务规则、质量规则、管理规则、采集规则进行清晰的定义，以上的数据质量校验规则、采集规则本身也是一种数据，在元数据中定义。基于元数据的设计，事前质控需要构建医疗数据中心的数据质量评价标准体系，梳理对应的数据质量监控指标，确定质量检测的对象（多表、单表、字段），根据影响程度确定质量等级、质量规则配置事前的数据质量控制规则。

3.事中数据监控和控制

1）数据对账工作

每天进入数据中心的数据，首先需要保证和业务数据一致，比对进入数据中心的数据和业务数据是否一致。针对文本类型，尤其是临床电子病历中存在大量自描述文本，这类文本通常是超长文本。然而，业务库与数据中心的字段属性可能存在差异，从而存在文本截断、文本转义错误、数据错位等风险。针对数值类型，尤其是财务金额类的数据，需要保证数据的精度要保持一致，以免因为小数的截断而造成账务金额不一致的问题。针对图形类型，尤其是医学图形，保证图形格式不会被修改，并且图形化数据与结构化数据的对应关系要保持一致。

2）日常审核机制

虽然在事前定义好了质量规则，但是在日常审核时，为了方便提高异常报警的准确性，减少误报，需要制定一套完善的日审规则，科学地去制定规则阈值。设置数据字段异常报警主要包括异常数阈值、异常率阈值、规则控制。异常数阈值是指表的行数或分区行数减去规则代码匹配行数（正确行数）大于异常阈值时报警；异常率阈值是指异常行数除以表的行数或分区行数大于异常率阈值时报警。规则控制分强弱规则，当报警时如果是强规则会阻断下游任务，若是弱规则则不阻断。设置表异常报警主要包括主键一致性、表行数的波动性。主键一致性阈值是数据中心里面的唯一索引，重复率不能超过阈值；表行数的波动性阈值是指环比上一周期的增减率不能超过阈值。

每天一旦数据任务触发了审核的告警规则，就会通知相关的责任人。由相关责任人复核判断是否为数据质量问题，只要被认定为是数据质量问题，就需要启动下一步的数据质量问题的分析工作。日审核界面见图3-10。

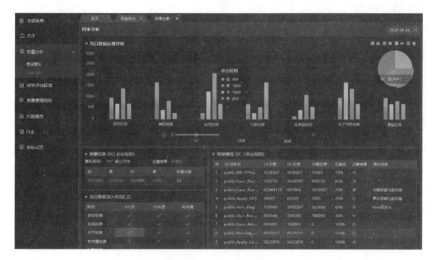

图3-10 日审核界面

3）监控结果的可视化

数据质量监控结果可以通过两种方式提供给相关业务人员，一种是在线可视化展示，数据管理人员可以随时直观地了解数据质量整体情况和详细情况，便于整改问题数据；另一种是通过邮件方式定期为数据管理人员推送数据质量报告。

用数据可视化工具开发数据质量结果汇总仪表盘，通过该仪表盘可以查看当天每个系统、每条规则数据质量情况，通过钻取功能可以查看明细数据，方便准确定位具体的问题数据，以便在业务系统中修改。

此外，还可以通过数据质量变化趋势仪表盘展示每个系统、每条规则近30天数据质量变化趋势，有助于数据管理人员了解业务系统数据质量的变化情况，并采取相应的整改措施。

4）问题分析与修正

针对发现的质量薄弱的临床元数据以及监测到的异常波动临床元数据，进行问题稽核。先将每日评估指标值作为数据质量问题分类研究的特征变量，再将既往实践中所积累的质量问题类别作为分类决策变量。由于每组指标特征变量隐含的问题类别可能是单个问题类别，也可能是多个问题类别，同时问题之间存在依赖关系。因此，问题分析的实质是基于每日异常波动元数据的评估指标值作为特征变量样本和问题类别之间的依赖关系，定位数据质量问题的分类。

针对不同的问题分类，通过改进管理和业务流程、优化数据质量的方案，消除数据质量问题或将数据质量问题带来的影响降低到最低程度。需要明确的是，数据质量的优化和提升，绝不单单是技术问题，应从管理和业务入手，找出影响数据质量的根本原因，再对症下药。同时，数据质量管理是一个持续优化的过程，需要全员参与，并逐步培养起全员的数据质量意识和数据质控思维。

4.事后质量知识库建立

引入了数据质量知识库构建一个基于临床数据质量和数据清洗的规则知识库以及可以自增的方案知识库，可以将事前、事中的质量管理经验沉淀为可持续的知识。数据质量知识库分为规则知识库和方案知识库。利用规则知识库中的推理引擎以及规则，实现由数据质量分析结果到数据清洗方案的自动生成，实现规则知识库对数据质量的控制。随后，根据历史记录为用户提供数据清洗的最佳方案，清洗方案经用户确认后可以发布到方案知识库，成为ETL工具的扩充，使ETL数据的转换过程可以根据源数据的不同而不同，既具有通用性，又具有专用性，实现方案知识库对ETL工具的控制。与此同时，记录历史的所有质量知识，对知识进行冗余消除、循环检测、阈值搜索等知识精益化工作，提高知识库的效率与性能。

不论是数据质量的智能检测，还是数据质量辅助修复的决策支持，都得通过不断积累形成数据质量知识图谱，不断补充完善现有的评估指标、质量规则标准、问题分类和修复策略等方法来完善数据标准，提升数据质量管理能力。只有将数据质量构建起常态化的质量管理途径，才是数据质量问题的最好解决方式。

第三节 医疗大数据安全管理

在大数据时代，每个人都不可避免地留下"数据脚印"，尤其是在医疗过程中产生的临床数据。一旦将它们汇集整合，不但能产生巨大价值，也会使得公众的隐私无所遁形，因此在数据流转的各个环节都应该做好数据保护，才能发挥出临床大数据的正能量。

一、医疗大数据安全管理背景

近年来，医疗数据的犯罪案例正向利益化、产业化、集团化转变，已经形成完整的利益链条和产业，给国家和个人安全带来很大威胁。临床数据安全是每个医疗行业从业人员应该去维护的。

国外现有两个重要的数据安全法案，一个是美国的HIPAA，另一个是欧盟的GDPR。HIPAA法案对多种医疗健康产业都具有规范作用，包括交易规则、医疗服务机构的识别、从业人员的识别、医疗信息安全、医疗隐私、健康计划识别、第一伤病报告、患者识别等。HIPAA安全条例将数据安全标准分为四类：管理流程标准，用于建立和落实安全策略；物理防护标准，用于描述如何保护计算机系统实体以及相关的环境和设备，免受自然灾害或人为破坏；技术安全服务标准，用于保护和监控数据访问；技术安全机制，用于在网络中保护信息和限制数据访问。相比HIPAA，GDPR的范围更为广泛。欧盟议会于2016年4月通过了GDPR新规，用于取代1995年发布的数据保护指令，GDPR规定以下7种数据要作为隐私数据受到保护：基本的身份信息，如姓名、地址和身份证号码等；网络数据，如位置、IP地址、Cookie数据和RFID标签等；医疗保健和遗传数据；生物识别数据，如指纹、虹膜等；种族或民族数据；政治观点；性取向。此外，GDPR引入了具体术语来定义组织内的角色和责任，包括数据控制员、数据处理员以及数据保护员。其中数据控制员定义了个人数据的处理方式和目的，此外，数据控制员还负责确保外部承包商能够遵守相关规定。数据处理员可以是维护和处理个人数据记录的内部团体（如业务分析师或开发商的直接雇员），也可以是执行全部或部分这些活动的任何外部服务提供商（如信用评级机构等）。GDPR新规要求数据处理员为违规和不遵守规定的行为负责。也就是说，即便事故责任完全在负责数据处理的合作伙伴一方（如云服务提供商），其公司和该合作伙伴也可能会同时受到处罚。同时，GDPR还要求控制员和处理员指定一个数据保护员来监管数据安全策略和GDPR合规性。核心活动涉及处理或存储大量的欧盟公民数据、处理或存储特殊类别的个人数据（健康记录、犯罪记录）的组织必须指定数据保护员。数据保护员主要负责就GDPR规定提供咨询意见，并向最高管理层报告。

在国内，国务院发布的《促进大数据发展行动纲要》对数据的安全共享利用提出了明确的指导意见，要求加快数据的共享服务；《中华人民共和国网络安全法》对医疗数据的收集、存储、使用、共享提出了明确的法律规范。这都是医疗数据深层利用的有力保障。国家卫健委于2018年7月发布的《国家健康医疗大数据标准、安全和服务管理办法（试行）》是《中华人民共和国网络安全法》在医疗行业内的细化。它突出健康医疗大数据的使用和服务，创造条件规范使用健康医疗大数据，延伸和丰富服务内容，以便更好地满足人民健康医疗需求。坚持共建共享，鼓励政府和社会力量合作，推动形成各方支持、依法开放、便民惠民、蓬勃发展的良好局面，充分释放数据红利。坚持安全可控，妥善处理应用发展与保障安全的关系，突出增强安全技术支撑能力，保护个人隐私和信息安全。它进一步明确了各级卫生健康行政部门、各级各类医疗卫生机构、相关应用单位及个人在健康医疗大数据标准管理、安全管理、服务管理中的责权利，对于统筹标准管理、落实安全责任、规范数据服务管理具有重要意义。此外，国标《信息安全技术健康医疗信息安全指南》是基于保护患者生命安全、个人隐私、社会公共利益和国家安全的综合需求，通过借鉴尤其是美国的HIPAA法案和ISO 27799、NIST800-66等国外立法和标准研究，结合国内应用实践和编制组的研究成果，主要描述了保护个人健康医疗信息的安全目标、使用或披露原则、实施方法、可使用的安全措施集等。同时，重点围绕常见健康医疗应用场景，包括医院互联互通、远程医疗、临床研究等，分别提出了针对性的安全措施。

二、医疗大数据安全管理方法

作为医疗机构的管理者，首先应该明确安全架构和安全组织，制定数据安全的相关制度，并将网络安全建设经费纳入医疗机构的日常经费预算，将临床数据安全的理念纳入医院文化建设，使得员工能够重视数据安全，做到人人知安全才能实现临床数据安全。医疗机构工作人员是临床数据的采集者和使用者，是保障临床数据安全的重要一环。不论是医疗机构本身还是身处医疗机构的工作人员，针对所有数据使用者，尤其是在与第三方机构合作时，需要签署相关的数据安全条款、做好数据脱敏工作、声明数据共享的权利与义务、签署知情同意书。总之，临床数据安全必须由管理和技术双管齐下，从管理建设上做到让人不敢违反，从技术监督方面做到让人无法违反，最后再从文化建设上做到让人不想违反，通过三个阶段的安全管理演进，形成一个健康有序的临床数据工作和使用环境。

1.安全管理体系建设

1）安全风险问题梳理

以数据生命周期为基础对数据工作流中的安全风险进行梳理，然后再进行全面归纳整合。首先，理清数据业务及数据流向；其次，在数据生命周期的基础上对调研内容进行归纳，形成管理、技术、运维等多视角的数据安全现状；再次，在数据生命周期的基础上对当前环境中存在的风险进行细化，找准高危点，理清薄弱点；最后，在前一步的基础上，明晰当前数据安全建设的短期目标、中期目标和长期目标。

通过数据安全风险的梳理，直观了解目前数据安全现状、薄弱点以及建设目标，指导下一步的数据安全管理制度的建设方向。

2）安全管理制度搭建

基于数据安全风险的全面梳理，构成了数据安全管理制度建设的基础，在制度中有的放矢，弥补薄弱点，强化优势点。

数据安全管理制度的搭建总体可分为四层架构。每一层是上一层支撑。第一层为组织内部数据安全战略目标，是医院的数据安全战略导向，具体建设内容包括管理规范、管理指南等。第二层是内部安全制度，是医院的组织安全体系建设导向，该制度需要内外结合，具体建设内容包括管理制度、岗位职责、应急响应等。第三层是制度下的具体规范和指南，是医院的安全规范导向，具体建设内容包括分类分级、运维、审计、防护等。第四层是数据安全落地运维过程中产生的表单，具体包括机房出入记录表、安全审计记录表、安全防护记录表、数据使用变更申请表等。

数据安全管理制度并不仅仅是以技术为核心的安全管理规范，更是融合数据安全管理要求和技术要求，以形成全面的数据安全管理制度。

2.安全技术体系建设

1）个人隐私保护

在不泄露患者隐私的前提下，提高大数据的利用率，挖掘大数据的价值，是目前临床大数据研究领域的关键问题。数据中心在共享数据之前需要对数据进行处理，使患者隐私免遭泄露。现有的方案分为静态匿名技术和动态匿名技术。静态匿名技术仅删除数据表中有关用户身份的属性作为匿名实现方案是无法达到预期效果的，以信息损失为代价；动态匿名技术可以保证每一次发布的数据能满足某种匿名标准，网络攻击将无法联合历史数据分析和推理，但以信息处理效率为代价。

2）数据加密技术

传统的DES、AES等对称加密手段，虽能保证对存储的大数据隐私信息的加、解密速度，但其密钥管理过程较为复杂，难以适用于大数据存储系统。传统的RSA、Elgamal等非对称加密手段，虽然密钥易于管理，但算法计算量太大，不适用于对不断增长的大数据隐私信息进行加、解密处理。

大数据背景下，常用的同态加密算法可以允许对密文进行特定的运算，而其运算结果解密后与用明文进行相同运算所得的结果一致。全同态加密算法则能实现对明文所进行的任何运算，都可以转化为对相应密文进行恰当运算后的解密结果。将同态加密算法用于大数据隐私存储保护，可以有效避免存储的加密数据在进行分布式处理时的加、解密过程。

3）数据代码审计

数据中心的快速发展，让数据工作变得繁杂起来，所以有必要通过代码保护来保护数据安全。快速的扫描工作省去了人工时间，并且比人工严谨，找到漏洞后迅速填补，打造了一个更为安全的数据中心运行环境。

数据代码审计的四大常用技术思路为：①简单正则匹配危险函数，跟入函数看输入变量是否可控。②解析程序语法树，分析危险函数调用关系。③将程序当作黑盒，外部通过工具查找输入，做出各种假设判断。观察并记录黑盒所有操作，如web请求，sql执行记录/错误记录，文件系统变更情况，PHP代码执行记录。而后和假设判断变量做比对，找出对应结果（或者可以通过时间来找出对应），记下人假设判断请求即为漏洞点。④通过Hook PHP底层函数，获得PHP执行时的当前函数名称、当前文件名称和当前参数，当执行到危险函数时，跟踪执行流，找到危险函数的参数来源，如果来源可控，且没有过滤函数，那么认为是有漏洞。

4）数据访问权限控制

数据访问控制技术主要用于决定哪些用户可以以何种权限访问哪些临床数据资源，从而确保合适的数据及合适的属性在合适的时间和地点，给合适的用户访问。

临床大数据背景下的数据访问控制技术，主要是基于角色和基于属性的访问控制技术，需要充分考虑三大挑战。第一，大数据的时空特性，需要在传统访问控制的基础上，充分考虑用户的时间信息和位置信息。第二，用户来自于多种组织、机构或部门，单个用户又通常具有多种数据访问需求，应如何设定角色并为每个用户动态分配角色。第三，大数据面向的应用需求众多，不同的应用需要不同的访问控制策略。

参考文献

［1］DAMA international. DAMA 数据管理知识体系指南 [M]. 马欢，刘晨，等译.
      北京：清华大学出版社，2012.
［2］韩京宇，徐立臻，董逸生. 数据质量研究综述 [J]. 计算机科学，2008（2）：
      1–5.
［3］李楠，王觅也，郑涛，等. 医院管理指标数据质量监测体系建设与实践 [J].
      中国数字医学，2021,16（1）：56–59.
［4］胡建平. 医院数据治理框架. 技术与实践 [M]. 北京：人民卫生出版社，
      2019.

第四章

基于大数据支撑的数据应用方法

本章旨在带领大家认识大数据背景下医疗领域的数据内涵以及分类，并阐明健康医疗大数据在Hadoop生态下数据结构、数据处理方式和传统数据库的差别。基于健康医疗大数据的认识，进而展开健康医疗大数据需求的梳理，识别数据需求来源和需求类别，有的放矢地组织数据模型、构建数据工作流、展开数据挖掘、实现数据可视化，在达到支撑用户需求的同时，不断积累形成数据服务目录，在可控环境下共享开放服务成果。

第一节　健康医疗大数据需求梳理

一、健康医疗大数据需求来源

健康医疗大数据的需求通常包括临床科研类和管理决策类。前一类需求主要是为了开展病种辅助诊断、疾病预测、预后研究、用药对比、病种管理等研究目的；后一类需求主要是为了开展医疗质量管理、医疗政策研究、医保改革、医院运营等决策目的。不管是哪一类的数据需求，数据应用的需求始终源自用户研究、用户反馈、数据分析、同类产品分析、战略决策等。

1.用户研究

用户研究在需求分析中所起的作用主要有发掘、验证、明确用户需求，与需求来源相关的用户研究方法主要有：

（1）用户访谈。通过与用户访谈的形式挖掘用户背后的需求，一般有结构化和半结构化访谈的形式。

（2）焦点小组。一个经过训练的调研人员以一种无结构的自然形式与一个小组的被调查者交谈。

（3）问卷调查。通过精心设计的问卷，大样本量的收集用户数据。

（4）用户画像。通过一系列的定性和定量用户研究方法，从目标用户群体中抽离出一些特征细节，虚构出一个用户来代表一个用户群。当然，还有一些常用的用户研究方法，如用户故事地图、可用性测试、满意度调查等。不过，作为数据产品要多注意把调研的结果结合到数据需求分析中。

2. 用户反馈

用户反馈是需求来源中的重要途径。用户主动提出的需求一定是业务中的痛点或者关键点，亟须通过收集、归类、转化三个阶段变为有效的需求。

（1）收集：收集用户反馈的方式有很多种，有显式的需求反馈，主要有系统化产品意见采集模块、APP内部反馈模块、微信服务号或者公众号、各类用户群、反馈邮箱；也有隐式的需求反馈，比如用户在闲聊时的抱怨、用户在同一问题上的反复求助、多方讨论时的关键问题等。收集不仅仅要采集用户的业务痛点和难点，还要收集一些用户所期望的工作场景，希望数据如何查询、希望采用何种可视化图形等等信息。收集的过程中一定要进行翔实的记录，以便于下一步的归类。

（2）归类：根据用户反馈的需求，抽象为不同角度的关键点，进行归类整理，明确用户期望的统计频次和时间段，是期望获得时刻数据还是时间段数据，并将反馈的功能建议、内容要求、统计表样等提交给相应的开发人员，梳理数据是否能满足需求，确定开发方案。

（3）转化：传递给产品人员的主要是功能需求、优化建议、体验问题等，这时候产品就需要对用户反馈进行分析，转化为产品需求加入需求库，在合适的时机转化为产品迭代中。

3. 数据分析

（1）确定目标：结合数据产品的需求实现阶段，设定不同阶段的数据分析目标。只有知道了目标才能有的放矢，有针对性地去收集相关数据，一个数据往往不是孤立存在的。例如，一般喜欢查看住院工作量报表的用户，同时也会查看住院患者来源地分布的报表。

（2）确定指标：有了明确的目标后，把目标分解成各个相关指标，指标应该是完备的，可以充分地说明目标的情况、变化，反映医疗业务的客观规律。

（3）收集数据：有些数据能从后台直接获取，有些数据需要在系统化产品的版本上线前提前说明、埋点、返回字段、记录日志，为未来的数据呈现埋下伏笔。

（4）数据整理：获得了数据之后，可以从指标（就诊人次、开放床日数、平均住院日）和维度（科室）的角度来进行拆分整理。

（5）数据分析：对整理的数据进行分析解释，提供给用户，请用户判断数据是否合理，以保证数据的正确性。

（6）数据传达：把数据整理和分析的结果以合适的形式，如标签、图表、办公软件的形式传达给相关人员，服务于医疗业务的各个过程。

4. 同类产品分析

（1）跨行业的同类产品：相同核心功能，用同样的产品功能来满足用户。例如，用户画像在通信行业、银行业都已经有相对成熟的方案和产品。此时，通过临床大数据来刻画患者的画像就可以借鉴这些行业的产品架构。

（2）行业内的同类产品：针对的是相同的用户群体。例如，肺结节影像智能判断系统已经相对成熟，此时针对不同地域的患者人群，该产品可以直接部署实施，仅仅只需要增加测试数据，完善系统背后核心的模型算法即可。

5.战略决策

第一类需求通常来源于医院的中长期规划、高层决策的发展战略等。医院希望实现一个愿景，需要通过规划或者文件告诉信息化部门为什么要做这样的系统化数据产品，并且数据产品最终要达成什么效果。比如中国最大的糖尿病连续管理社区，内涵就是在告诉信息化部门要做一个社交分享类的慢病患者管理产品，目标是做到中国最大。有了明确的愿景，知道了产品是什么样的产品，就可以着手规划产品的大体框架和内容，制定产品的初期发展方向。

第二类是发展规划中已经纳入规划的产品，比如是一个产品线或产品系列。常见的是，已经基于医院的所有运营管理指标形成PC端的指标集大屏，由于移动办公的普及需要再做一个基于APP的指标展示和即时查询产品；这种方式相反的情况也适用，就是已经有了APP产品要做一个PC端的大屏展示等等。上述的产品刚好是相互之间内容有关联的，有时两个产品可能是没有关联的，只是一个功能互补，从而形成一个完整的产品体系，比如已经有一个报表呈现的工具，但是该工具适用于基层业务人员，并不适合高层管理人员，此时就需要一个指标呈现工具，直接将报表中的汇总值做图形化呈现，并对指标进行预测监控等。这种情况也还算是比较清晰的，都有比较明确的业务发展方向。

第三类是内部提出来的需求。有些产品的需求都是由医院内部的业务职能部门提出来的。这些产品需要依靠业务职能部门的策略和管理办法。例如，医院的绩效核算产品，由于绩效核算是每家医院相对机密的业务，并且医院有各自的体系，除了对应的职能部门提出数据服务要求外，数据部门是不可能直接获得绩效核算办法的。每个数据产品的功能结构都需要依赖于自身的业务决策，并不是完全由数据人员来决定数据的加工方式。

二、健康医疗大数据需求类别

1.数据提取类需求

数据提取类需求主要是由数据工程师在数据库中编写查询语句，得到用户期望的健康数据记录或者诊疗业务记录，并按照用户的数据表样组织和呈现数据，对数据做基本的汇总、排序、分类等操作。常见的数据提取类需求为报表。

在接到这类需求时，我们应该优先了解和分析以下四个方面：

（1）确认报表的使用对象。报表使用对象分两类，一类是直接使用对象，另一类是间接使用对象。例如：把报表数据导出进行个性化加工，发给部门负责人。

（2）确认报表解决的问题。了解报表使用者想用这个报表来解决什么问题。通常一张报表应该解决一个场景的问题，有多个场景时可考虑分表呈现。

（3）确认报表使用的时效要求及频率。这涉及数据报表的数据更新时间。不同系统的业务逻辑不同，数据时间存在多种不同角度。所以在明确报表使用者基础上，报表什么时候用决定了报表数据该采用什么数据时间作为更新的基准。

（4）确认报表需要的内容。这也就是需要抽象出该报表具体需要呈现的数据指标和数据维度，以及数据报表的时间范围。

2.数据接口类需求

两个独立的系统，它们的数据或程序是独立的，这就使得它们无法直接访问对方的数据库或程序。犹如两套独立的数据相当于两个独立的家庭，每个家庭肯定是不允许外人随便进入的，否则会发生偷窃等后果严重的事件。然而，某些业务场景下，独立的系统之间又必须相互共享数据，此时，就产生了数据接口需求。

在接到这类需求时，我们应该优先了解和分析以下两方面：

（1）数据需求的应用分为主动访问和被动请求两种。若为主动访问时，无须做接口，而是访问对方的接口，此时需要明确访问对方接口的节点，是实时访问还是周期性访问。主动访问也分为两种情况：一是我方是数据的使用方，需要主动从对方获取数据；二是我方是数据的提供方，需要主动将数据同步给对方。若为被动请求时，需要提供接口供对方访问，此时需要明确对方访问时需要提供的参数、返回的参数以及数据的取值。被动访问也分为两种情况：一是我方是数据提供方，需要对方来获取数据；二是我方是数据使用方，需要对方主动将数据同步过来。

（2）数据交互的实时性要求也是需要确认的环节。若我方是数据使用方，要根据业务的需要决定获取数据的实时性。如果是定期获取基础数据，根据我方对数据准确性的要求和对方数据变更的频率决定获取的周期。如我方对数据的准确性要求不是100%，且对方的数据变更频率也不是很高，则周期可设计得长一些，如每天一次，每几个小时一次等。若我方是数据提供方，则以对方的业务需要为准，但是对于获取数据的访问量大等特殊情况，应在需求中或评审中做好说明和交代，以帮助开发设计更满足需要的接口。

3. 数据分析类需求

典型的数据分析项目有如下三类：

（1）探索性数据分析，当数据刚搜索获得时，可能杂乱无章，看不出规律，通过做图、造表、用各种形式的方程拟合、计算某些特征量等手段探索规律性的可能形式，即往什么方向和用何种方式去寻找和揭示隐含在数据中的规律性。

（2）模型选定分析，在探索性分析的基础上提出一类或几类可能的模型，然后通过进一步的分析从中挑选一定的模型。

（3）推断性数据分析，通常使用数理统计方法对所定模型或估计的可靠程度和精确程度做出推断。实施数据分析过程的主要活动由识别信息需求、收集数据、分析数据、评价并改进组成。

数据分析类需求需要明确分析目标，弄清数据从哪里收集，数据需要怎样清理，采用什么方法数据分析，数据报告以什么形式呈现。

（1）数据分析的目的性极强，倾向于解决现实中的问题，通过分析产生相应的决策。比如每月举办几次义诊活动更合适，既不耽误临床工作又能扩大医院的公益力度，是否能把病种的补贴政策再增加10元等，数据分析的目的性极强。

（2）数据收集。数据分析的数据可能来源于各种渠道，数据库、信息采集表、走访等各种形式的数据，只要是和分析目标相关，都可以收集。

（3）数据清洗。由于数据分析的数据来源广泛，数据分析的数据杂乱无章，可能是从别人的分析报告里找数据，从百度上搜索数据，这些数据的格式、字段都不统一，需要根据目的进行归类、整合。

（4）数据分析。数据分析是全流程最重要的过程。此时最重要的事情是时刻围绕着该需求的目标。比如了解某个时间段的就诊量状况，根据这个目标做同比、环比等等。数据分析的方法极多，内容极广。

（5）数据报告。数据报告就是阐述数据分析项目的结果，需要数据工作者用最通俗易懂的语言告诉用户：做这件事有80%的概率能够帮助临床用户提高工作效率、减少误判案例、合理用药等。

4.数据产品类需求

数据产品有很多种分类方法，根据面向的用户和产生价值的形式，将数据产品划分为三种：平台型数据产品、业务决策型数据产品、算法策略型数据产品。

（1）平台型数据产品：作为工具平台，为业务和技术提供数据的查询、管理和开发等各种基础服务，较为常见的是临床数据搜索引擎、业务报表开发平台、数据资产目录平台、ETL开发平台等。

（2）业务决策型数据产品：作为决策辅助，通过数据可视化，为各层级管理者和业务用户提供数据洞察和分析工具，较为常见的是各类医院综合驾驶舱、仿真决策产品、定制开发的复杂可视化产品等。

（3）算法策略型数据产品：常作为一种产品背后的算法逻辑存在，为产品提供价值增益，常见的有病历结构化提取、精准搜索、近似病历推荐等。

在接到这类需求时，我们应该优先了解和分析以下三个方面：

在产品定位上，产品管理人员和业务管理人员一般采用自上而下的想法。在管理人员决定大力提升数据决策效率或解决某个业务问题时，产品即应运而生。此时，自上而下会决定产品面向的用户群体、服务用户的方式，以及在提升业务收益上的产品定位。

在产品价值上，明确了用户群体和产品定位后，就需要花费大量精力做前期调研，发现用户痛点，了解用户应用场景、要解决的问题、解决问题的思路和方式，分清共性问题和个性问题，以便在产品设计时做取舍，准确定位产品对于用户的价值点。

在建设方向上，对调研内容进行分类归纳，分析用户的数据应用场景、用数据解决问题的通用方法等，通过一定的产品分析能力和数据分析能力，形成产品需求文档，明确产品建设的功能方向和性能要求，将产品由概念化阶段进入到图纸化阶段。

5.数据优化类需求

数据优化类需求大多是源于数据质量提升和数据运营过程中发现的数据质量问题。例如，数据的冗余和重复导致信息的不可识别、不可信，信息时效性不强，精确度不够；半结构化或非结构化数据使整合有困难；数据标准不能统一、相关规范不完善造成对数据理解的不充分等等。这类需求需要通过业务流程的改造、系统优化升级和数据中心的质量控制等过程，将脏乱差的数据转变为有业务价值、可快速应用的精数据。

接到这类需求时，我们应该优先了解和分析数据质量该如何量化。数据质量提升必须要做到指标的可量化，通过量化指标实现质量可控。通常，采用以下六个维度去考量数据质量，也称为数据质量的矩阵，包括：完备性（信息是否填写全面）、符合性（数据是否按照标准格式进行填写）、一致性（是指内部冲突，同一系统中两个字段间相关推导和约束关系）、准确性（包括数据是否真实有效和数据是否及时更新）、合理性（多条信息是否相同和一致）以及完整性（从约束性和参考性方面考虑，数据相互间的参照关系）。当然，还可以根据实际的业务需求来确定考量数据质量的指标或体系，不限于以上6个维度。

三、健康医疗大数据需求梳理方法

1.归纳法

归纳法一般指归纳推理，是一种由个别到一般的推理。由一定程度的关于个别事物的观点过渡到范围较大的观点，由特殊具体的事例推导出一般原理、原则的解释方法。

归纳首先最简单来说就是归类和收纳，其次才是抽象和推理。例如，医院管理指标需求的归纳过程中，最基本的意识就是分门别类。医疗质控指标需要整理到一起、运营效率指标需要整理到一起、合理用药指标需要整理到一起。为了做好这样的分类工作，往往需要找出各个部门的共性需求和特性需求，然后把共性需求和特性需求区分开来。任何归纳都是先归大类，再归小类，一个分类里面还可以有不同的子类和细类，以方便后面检索和统计。例如，医疗质控指标大类下，还可以进一步区分非计划再入院子类、择期手术并发症子类、不良事件子类等。当我们找到共同属性，区分出大类和子类后，就可以对每次的数据统计需求打标签，分门别类地放进对应的类别中，以方便未来我们对统计规则的抽象和认定、统计方法的复用和验证，最后升华为更高级的数据产品。

在归纳过程中常用的是KANO模型分析法，该方法是狩野纪昭基于KANO模型对顾客需求的细分原理上，开发的一套结构型问卷和分析方法。KANO模型是一个典型的定性归纳分析模型，KANO模型分析法一般不直接用来测量用户的满意程度，主要用于识别用户对新功能的接受度。KANO模型的使用，能够帮助项目管理人员有效地、系统地梳理需求，帮助产品管理人员了解不同层次的用户需求，找出用户和机构的业务难点，识别使用户满意的至关重要的因素。

在KANO模型中，将产品功能/需求和服务的特性分为五种属性：必备属性、期望属性、魅力属性、无差异属性、反向属性。同时，KANO模型将属性分类与用户需求优先级进行对应，便于实际应用。用户需求优先级主要定义了三种：基本型需求（必备属性）、期望型需求（期望属性）、兴奋型需求（魅力属性），这三种需求根据绩效指标分类就是基本因素、绩效因素和激励因素。因此，模型属性和用户优先级属性均为必备属性的需求，就是用户的核心需求，也是数据服务必须提供的内容。

2. 演绎法

用户提出的需求往往具有以下特点：①强烈的个人倾向。某个用户提出的需求，往往是其在使用产品中遇到问题所产生的。每个用户的使用习惯、认知等都不相同，可能某个用户遇到的问题，对于其他用户并不是问题。②提出的是浅层希望。用户提出需求不会进行深入思考，而是当下被触动的浅层希望。我们耳熟能详的故事《更快的马车和发明汽车》，商人的浅层希望直接表达为马车可以跑得更快，而深层需求是更快的速度。那么发明汽车能够提供比马车更快更持久的速度，才是对商人真实需求的最佳满足。③提出现成的功能。很多时候用户提出的是直截了当的功能。在做互联网医疗项目时，临床医生在治疗过程中，每进行一个疗程都要填写患者身体的不适，包括头晕、恶心、呕吐、疼痛等等。这些信息会辅助医生来决策，当前方案是否合适，是否要进行调整。临床医生提出这么一个需求："我每次都要一项项输入这些信息，我想你们能在这个页面下放个按钮，我按下以后就像微信聊天一样说话，以后直接听就可以了"。④只从单个或片面的角度考虑。用户提出的需求，可能是客观情况中的单个角度。一个外科科室提出一个需求："我们这次要增加一个功能，患者预约了手术，我们的医生审核确认之后，患者就不能再取消预约。"这个需求只是从该科室的自身业务或利益角度考量决定的，但并不是所有科室都会这么考虑。实际也证明其他外科科室，大多都允许患者在要求时间之前可以提出取消申请。

对用户需求的特点进行深入的挖掘，是最高效的方法。通过沟通复原提出需求的场景，对真正的需求有了完整的认知，也利于需求实现的创新。常用的方法是5W1H分析法。5W1H是从美国政治学家拉斯维尔提出的"5W"分析法发展而来的，最早用于企业生产项目的管理。5W+1H通过对选定的项目、工序或操作，提出事情（what，何事）、原因（why，何因）、地点（where，何地）、时间（when，何时）、人员（who，何人）、做法（how，何法）等六个方面的问题来帮助思考和分析。

what——用户可以用这个产品或功能做什么？产品或功能为用户解决什么问题？

where——用户在哪会用这个产品或功能？

why——用户为什么用你的产品，而不用别的？为什么需要这个功能？和其他产品有什么区别。

when——用户在什么时候会用这个产品或功能？

who——谁是我们的用户群？产品或功能为谁设计？

how——用户如何使用这个产品或功能?

第二节　健康医疗分析数据集的模型设计

一、概念数据模型设计

1.概念数据模型

概念数据模型简称概念模型,主要用来描述世界的概念化结构,它使数据库的设计人员在设计的初始阶段,摆脱计算机系统及DBMS的具体技术问题,集中精力分析数据以及数据之间的联系等,与具体的数据库管理系统无关。概念数据模型必须换成逻辑数据模型,才能在数据库管理系统中实现。

概念数据模型是最终用户对数据存储的看法,反映了最终用户综合性的信息需求,它以数据类的方式描述企业级的数据需求,数据类代表了在业务环境中自然聚集成的几个主要类别数据。概念数据模型的内容包括重要的实体及实体之间的关系。在概念数据模型中不包括实体的属性,也不用定义实体的主键。这是概念数据模型和逻辑数据模型的主要区别。概念数据模型的目标是统一业务概念,作为业务人员和技术人员之间沟通的桥梁,确定不同实体之间的最高层次的关系。在概念数据模型中最常用的设计方法是E-R模型、扩充的E-R模型、面向对象模型及谓词模型。

概念数据模型就是在了解了用户的需求、用户的业务领域工作情况以后,经过分析和总结,提炼出来的用以描述用户业务需求的一些概念的东西,如诊疗中的"患者"和"就诊",还有就是"医嘱"和"医生"的信息。表示概念数据模型最常用的是"实体-关系"图,也就是E-R图。E-R图主要是由实体、属性和关系三个要素构成的。

简单概括,就是"是什么"。

2. 概念数据模型设计方法

第一种方法就是自顶而下的方法，首先要认定用户关心的实体以及实体间的联系，然后建立一个初步的概念数据模型框架，就是说全局的E–R模型，然后再逐步地细化，加上必要的描述属性，得到局部的E–R模型。

第二种方法是自底而上的方法，这个又称为属性综合法，就是先把需求分析说明书中的数据元素作为基本的输入，然后通过对这些数据的分析，把它们转换成相应的实体和联系，得到局部的E–R模型，然后在这个基础上进一步综合成为全局的E–R模型。

第三种方法就是逐步扩张，先定义好最重要的核心概念E–R模型，然后向外扩充，以滚雪球的方式逐步地产出一些全局的E–R模型。

第四种方法就是混合策略，首先我们要将单位应用划分为不同的功能，了解好每一种功能的需求，因为每一种功能都是相对独立的，针对好每个功能设计相应的局部E–R模型，最后我们通过归纳合并，消除多余的和不一致的，这样就能够形成全局E–R模型。

二、逻辑数据模型设计

1. 逻辑数据模型

逻辑数据模型简称逻辑模型，这是用户从数据库所看到的模型，是具体的数据库管理系统所支持的数据模型，如网状数据模型、层次数据模型等等。此模型既要面向用户，又要面向系统，主要用于数据库管理系统的实现。

逻辑数据模型反映的是系统分析设计人员对数据存储的观点，是对概念数据模型进一步的分解和细化。逻辑数据模型是根据业务规则确定的，是关于业务对象、业务对象的数据项及业务对象之间关系的基本蓝图。逻辑数据模型的内容包括所有的实体和实体之间的关系，确定每个实体的属性，定义每个实体的主键，指定实体的外键，需要进行范化处理。逻辑数据模型的目标是尽可能详细地描述数据，但并不考虑数据在物理数据模型上如何来实现。逻辑数据建模不仅会直接影响数据库设计的方向，还间接影响最终数据库的性能和管理。如果在实现逻辑数据模型时投入得足够多，那么在物理数据模型设计时就可以有许多可供选择的方法。在逻辑数据模型中最常用的方法是层次模型、网状模型、关系模型。

逻辑数据模型就是要将概念模型具体化，就是要实现概念模型所描述的东西，需要哪些具体的功能，处理哪些具体的信息，是对概念数据模型的进一步细化。以门诊诊疗业务为例，"患者"信息基本上要包括：性别、年龄、联系人、联系电话、地址等属性；"挂号"信息基本上要包括：预约日期、挂号科室、挂号专业、挂号医生、就诊日期、诊间、诊号、预约时段等；"就诊"信息基本上要包括：就诊日期、就诊科室、就诊医生、症状、诊断、医嘱等信息；"医嘱"信息基本上要包括：医嘱日期、开单医生、执行医生、医嘱使用方法、医嘱数量、备注等；"收费"信息基本上要包括：收费日期、收费金额、收费项名称、收费项数量、收费员名称、收费窗口号、收费状态、缴费方式等。"挂号"要与"医生排班""就诊""医嘱"明细关联。系统需要建立多个数据表：患者基本信息表、医生排班表、挂号信息表、就诊信息表、收费项信息表、医嘱信息表。系统要包括几个功能：患者注册、医生排班、患者挂号、就诊病历、医嘱开具、财务收费等。

简单概括，就是"做什么"。

2.逻辑数据模型设计方法

概念数据模型是用E-R图表示的，其中的三要素是实体、属性、关系。将概念数据模型转化为逻辑数据模型的步骤其实就是将E-R图中的各个部分转化为逻辑数据模型中使用的具体数据模型的各个部分。将概念数据模型转化为逻辑数据模型的大体规则如下：概念数据模型中的实体转化为逻辑数据模型中的关系，对应的实体的属性转化为关系的属性（也就是列）；根据实体之间联系的不同具有不同的处置策略。实体之间的关系分为1∶1、1∶n、和m∶n。下面分别对这三种关系转化步骤做讨论。

1∶1是指实体之间存在着一一对应的关系。在这种关系中，可以将两个实体的主码作为新的关系的候选码；当然也可以将一方关系的主码互相作为另一方关系的外键。例如A和B存在1∶1关系，那么可以将A的主码作为B的外键，同时将B的主码作为A的外键，具体情况依据于具体的环境。

1∶n是一个实体可以对应额外的多个实体。这种关系中只需要将"1"方的关系的主码放入到"n"方的关系的属性中作为其外键即可，同时将关系的属性加入到"n"方的关系中；当然也可以创建额外的关系来表示1∶n，那么"1"和"n"方的关系主码作为候选码，同时将关系属性加入到新建立的关系中。

m∶n是多对多的关系，必须建立新的关系来描述。"关系"中的关系属性至少包含双方实体的主键，同时关系属性纳入新建立的关系中。

三、物理数据模型设计

1. 物理数据模型

物理数据模型简称物理模型，是面向计算机物理表示的模型，描述了数据在存储介质上的组织结构，它不但与具体的数据库管理系统有关，而且还与操作系统和硬件有关。每一种逻辑数据模型在实现时都有对应的物理数据模型。数据库管理系统为了保证其独立性与可移植性，大部分物理数据模型的实现工作由系统自动完成，而设计者只设计索引、聚集等特殊结构。

物理数据模型是在逻辑数据模型的基础上，考虑各种具体的技术实现因素，进行数据库体系结构设计，真正实现数据在数据库中的存放。物理数据模型的内容包括确定所有的表和列，定义外键用于确定表之间的关系，基于用户的需求可能进行范式化等内容。在物理实现上的考虑，可能会导致物理数据模型和逻辑数据模型有较大的不同。物理数据模型的目标是指定如何用数据库模式来实现逻辑数据模型，以及真正地保存数据。

物理数据模型是对真实数据库的描述。如关系数据库中的一些对象为表、视图、字段、数据类型、长度、主键、外键、索引、约束、是否可为空、默认值，在具体的物理介质上实现出来。如数据库使用SQL Server，编写具体的SQL脚本在数据库服务器上将数据库建立起来，包括医生排班表、患者信息表、收费项信息表、医嘱信息表。

简单概括，就是"怎么做"。

2.物理模型设计方法

1）主扩展模式

主扩展模式通常用来将几个相似对象的共有属性抽取出来，形成一个公共属性表；其余属性则分别形成专有属性表，且公共属性表与专有属性表都是一对一的关系。专有属性表可以看作是对公共属性表的扩展，两者合在一起就是对一个特定对象地完整描述，故此得名"主扩展模式"。

假设某医院包括如下几种类型的工作人员：采购员、中央运输员、导诊人员、窗口收费人员、财务人员、护理人员和临床专家，采用主扩展模式进行设计。无论哪种类型的工作人员，都要访问医院的办公软件，所以都有"登录代码"和"登录密码"，并且作为一般属性，"姓名""性别""身份证号""入职时间""离职时间"等，都与个人所从事的工作岗位无关，所以可以抽取出来作为公共属性，创建医院员工表。

很显然，医院委派员工采购哪些设备是采购员的专有属性，这是由医院的实际业务特点决定的。换句话说，医院不可能把采购任务放到导诊人员身上，也不可能放到窗口收费人员身上，采购设备属性就是采购员的专用属性。采购员表的主键与医院员工表的主键是相同的，包括字段名称和字段的实际取值；采购员表的主键同时是医院员工表主键的外键。医院员工表是主表，采购员表是扩展表，二者是一对一的关系，两个表的字段合起来就是对采购员这个对象地完整说明。

对于主表来说，从表既可以没有记录，也可以有唯一一条记录来对主表进行扩展说明，这就是主扩展模式。

2）主从模式

主从模式是数据库设计模式中最常见，也是大家日常设计工作中用的最多的一种模式，它描述了两个表之间的主从关系，是典型的一对多关系。

例如，医嘱执行程序。一个长期医嘱通常都会有若干执行记录，在每个执行记录里面，会有当次的执行时间、执行人员、执行内容、执行方式等。这时候长期医嘱记录和长期医嘱执行记录就是主从模式，主表是长期医嘱，从表是长期医嘱执行，二者是一对多的关系。再比如，一个患者一次就诊会有不同的医生开具多种诊断，例如门诊诊断、医保诊断、入院诊断、出院诊断等，这时候，一次就诊就有了多种不同类型的诊断，又构成了一个主从模式。

3）名值模式

名值模式，通常用来描述在系统设计阶段不能完全确定属性的对象，这些对象的属性在系统运行时会有很大的变更，或者是多个对象之间的属性存在很大的差异。

（1）使用名值模式进行设计时，如果对其他属性仅作浏览保存，不作其他任何特殊处理，则通常会设计一个属性模板表，该表的数据记录在系统运行时动态维护。系统运行时，如需维护生命体征其他属性，可先从属性模板中选择一个属性名称，然后填写属性值保存，系统会将对应的属性ID、属性模板ID及刚刚填写的属性值一起保存在生命体征其他属性里，这样就完成了相关设置。无论生命体征的其他属性需求发生怎样的变化、怎样增删改属性，都可以在运行时实现，而不必修改数据库设计和程序代码。

（2）使用名值模式进行设计时，如果对其他属性有特殊处理，比如统计汇总，那么这个属性名称需要在程序代码中作硬编码，即该属性名称需要在程序代码中有所体现，此时可以在生命体征其他属性表中直接记录属性名称，不再需要属性模板表。系统运行时，如需维护医嘱其他属性，程序直接列出属性名称，然后填写属性值保存，系统会将对应的医嘱ID、医嘱名称及刚刚填写的医嘱属性值一起保存在医嘱其他属性里，这样就完成了相关设置。以后如果需求发生变更，则只需修改相应的程序代码即可，不必修改数据库设计。

4）多对多模式

多对多模式也是比较常见的一种数据库设计模式，它所描述的两个对象不分主次、地位对等、互为一对多的关系。对于A表来说，一条记录对应着B表的多条记录；反过来对于B表来说，一条记录也对应着A表的多条记录，这种情况就是多对多模式。多对多模式需要在A表和B表之间有一个关联表，这个关联表也是多对多模式的核心所在。根据关联表是否有独立的业务处理需求，可将其划分为两种细分情况。

第一种情况是关联表有独立的业务处理需求。例如药房处方，通常都会有处方信息和出库单。一条处方信息有不同的药品，可以存在多张出库单，反过来，一张出库单也可以对应多张处方信息，这就是多对多模式。中间的药品明细表就是两者的关联表，具备独立的业务处理需求，是一个业务实体对象，因此它具备一些特有的属性，比如针对每一条药品明细记录而言的累计药品库存数量、累计药品退货数量、累计药品出库数量；由于出库信息在数据产生后已经打印出纸质清单提供给患者，因此在出库明细表里对纸质清单中打印的药品信息属性作了冗余（逆标准化），这样在将来即使修改了药品信息表中的属性，也不会影响患者核对打印的医嘱清单明细，不会影响未来的财务结算业务。

第二种情况是关联表没有独立的业务处理需求。例如用户与角色之间的关系，一般系统在做权限控制方面的程序时都会涉及系统用户表和系统角色表。一个用户可以从属于多个角色，反过来一个角色里面也可以包含多个用户，两者也是典型的多对多关系。其中的关联表用户角色关联表在绝大多数情况下都是仅仅用作表示用户与角色之间的关联关系，本身不具备独立的业务处理需求，所以也就没有什么特殊的属性。

第三节　面向健康医疗应用的分析数据集

一、面向临床的分析数据集

面向临床的分析数据集整合了来自于异构临床信息系统的患者临床数据，实现了患者临床信息的集成，能够对不同临床信息系统的患者相关临床数据实时分析统计，克服了传统临床信息系统数据分析"只见局部、不见整体"的缺点。临床数据是患者在治疗过程中产生的，临床数据需要按照所有者进行归集整理。面向临床的数据中心着力于建立患者主索引，其是面向临床的分析数据集的关键数据字段。通过患者主索引汇集各临床科室既往就诊患者的临床数据，实现临床数据从时间和空间上的归类整理。然而，这些数据类型主要有结构化数据和自由文本、事件数据和状态数据、图像数据和报告数据、原始数据和衍生数据等，因此，需要通过数据清洗，分门别类地放入病历、医嘱、检查、检验、诊断、手术、护理、生命体征、费用、医保等数据主题域中。同时，为了支持临床管理需要，也需要建立医生主索引、项目主索引等，实现临床数据的多维化、立体化应用视角。

以电子病历为核心的临床数据，涵盖了患者的基本资料包括：家庭信息、家族患病史、患者健康摘要、手术史、预防接种史、过敏史、月经史、生育史、历史诊疗记录、历史用药记录、体格检查、检查记录、检验记录、检查影像数据、病程记录、诊疗记录、医嘱记录、费用记录、用药记录、手术记录、诊断信息、随访信息、组织标本信息、生物信息等。以影像数据为核心的医技检查数据，涵盖了包括医院的数字医疗设备如CT、MRI、US、X光机、DSA、CR等设备所产生的数字化医学图像信息。以组学数据为核心的生物医学数据，涵盖了基因组学、转录组学、蛋白质组学和代谢组学等数据。除此，临床数据还包括患者出院后的随访信息采集，以形成一套患者诊疗康复全周期的整合数据。

二、面向科学研究的分析数据集

面向科学研究的分析数据集对数据实效性要低于面向临床的数据分析集和面向运营管理的分析数据集，但是更强调数据的广度。面向科学研究的分析数据集不仅仅需要患者在诊疗过程中的关键数据信息，还需要集成来源于其他行业的相关数据，例如民政部门的人口信息、保险公司数据、环境部门数据、第三方基因检测机构数据、药店购买记录、各类医学研究人员的随访数据、穿戴式设备中的无间断生命体征监测数据等。此外，通过网络爬虫技术，该数据集还可以获取互联网上存在的医学、生物医学术语信息，这些信息作为同义术语信息，有利于构建中文临床术语系统。同时，也可获取国家卫健委官网上发布的疫情信息，有利于流行病学统计模型的构建。还可获取与身心健康相关的气象数据、灾害数据等，可采集中国气象网以及国家地震局官网发布的一些数据。

面向科学研究的分析数据集更关键的是解决各个不同数据源的存储和共享问题，同时建立不同数据集之间的表结构关联关系。通过各行业视角的综合数据穿透，全息化探索疾病发病原因、人群健康情况、医疗资源分布情况，形成疾病谱的发病地图、地区诊疗水平评价，指导公民卫生健康、慢性疾病管理、流行病监控预警、医学人才培养等政策的制定。

三、面向运营管理的分析数据集

面向运营管理的分析数据集由于牵涉医疗卫生机构的每个业务流程制定，对数据时效性也是有要求的。该数据集同样包含关键的临床诊疗数据，更注重集成医疗过程管理业务系统和医院运营管理业务系统的数据，如成本核算系统、医嘱收费系统、物资管理系统、药品库存管理系统、合理用药点评系统、临床路径系统、不良事件上报系统、医院感染上报系统等。利用该分析数据集，实时产生用于管理决策的KPI指标和业务报表。通过这些指标和报表，可对临床过程、医疗质量、运营效率等进行实时管理，及时发现临床医疗中的问题，并通过信息系统的各种提醒警示进行校正。在财务分析、风险管理、绩效评价、参与决策、战略规划方面形成可推广的示范应用，解决医疗过程管理和运营效率管理，为患者提供有保障的医疗服务，同时也解决如何通过资源整合和流程优化为患者提供更好的医疗服务。

该数据集紧密结合医改需求、卫生决策和医院实际，深入研究卫生信息利用与决策支持发展策略，利用现代信息技术，整合政策和管理要求，构建卫生政策分析和医院管理决策支持系统，为医院科学运营提供重要支撑。面向运营管理的分析数据集就是通过对医院现有业务系统数据的梳理，采用商业智能、数据仓库等技术，对大量业务数据进行深入分析，为医院的管理决策提供了有力的数据支撑，也适应了监管部门的数据报送需求。有了面向运营管理的分析数据集，医院全方位地分析决策有了数据基础，不再依赖个人管理经验，为精细化管理提供了可能性。

第四节　健康医疗大数据挖掘工具与方法

　　数据挖掘工具有数学基础以及编程能力的专业技术壁垒，所以只有通过工具的集成和方法的集成，形成挖掘过程向导，降低业务人员使用壁垒，提升大数据挖掘工具的可及性和挖掘方案的民主化。

　　在工具集成方面，由于不同的挖掘目的适合采用不同的挖掘工具，有些工具是开源软件，有些工具是付费软件。此时，如果用户能够将多种工具集成在同一开发环境中，一则可以降低业务人员的入门成本，二则医疗机构可以对挖掘过程进行一定的监管。

　　在方法集成方面，与运用领域的研究方向密切相关。不同的研究方向选择的分析方法不同，但是总体来说，都是通过对分析领域中分类问题、预测决策、关联发现、异常检测等方法群的组合去探寻研究结果。此时，如果能将这些通用共性的方法集成，可以大大降低挖掘工程师的开发时间成本，达到方法复用的效果，并且通过领域研究方向的总结，形成方法集合的推荐，进一步降低业务用户运用挖掘方法的难度。

一、数据挖掘工具集成

　　目前数据挖掘方面的工具常用Python、R、Matlab、SAS、SPSS等。Python和R均为开源软件，集成各种研究领域的分析算法包，适合懂算法也会编程语言的用户或者机构使用；Matlab、SAS和SPSS为付费软件，多用于图像和结构化数据处理，同样包含丰富的工具箱，既支持会自主编程使用，同时也可以提供向导式的分析工具。

　　1.Python

　　Python是一种跨平台的计算机程序设计语言，是一个高层次的结合了解释性、编译性、互动性和面向对象的脚本语言。最初被设计用于编写自动化脚本，随着版本的不断更新和语言新功能的添加，越来越多被用于独立的、大型项目的开发。

Python专用的科学计算扩展库有如下3个十分经典的科学计算扩展库：NumPy、SciPy和Matplotlib，它们分别为Python提供了快速数组处理、数值运算以及绘图功能。因此Python语言及其众多的扩展库所构成的开发环境十分适合工程技术人员、科研人员处理实验数据、制作图表，甚至开发科学计算应用程序。

2.R

R软件是另一种较为流行的GNU开源数据挖掘工具，它主要是由C语言和FORTRAN语言编写的，是一款针对编程语言和软件环境进行统计计算和制图的免费软件。其功能包括，数据存储和处理系统；数组运算工具（其向量、矩阵运算方面功能尤其强大）；完整连贯的统计分析工具；优秀的统计制图功能，包括线性和非线性建模，经典的统计测试，时间序列分析、分类、收集等等；简便而强大的编程语言：可操纵数据的输入和输出，可实现分支，循环用户可自定义功能。相比于统计软件，R提供的更像是一种数学计算的环境，因为R并不是仅仅提供若干统计程序，使用者只需指定数据库和若干参数便可进行一个统计分析。R的思想在于它可以提供一些集成的统计工具，但更大量的是它提供各种数学计算、统计计算的函数，从而使使用者能灵活机动地进行数据分析，甚至创造出符合需要的新的统计计算方法。

3.Matlab

Matlab是一款强大的矩阵分析处理工具，是美国MathWorks公司出品的商业数学软件，在数学类科技应用软件中在数值计算方面首屈一指。它主要应用于工程计算、控制设计、信号处理与通信、图像处理、信号检测、金融建模设计与分析等领域，提供算法开发、数据可视化、数据分析以及数值计算的高级技术计算语言和交互式环境，主要包括MATLAB和Simulink

两大部分。

不过，目前在中国地区被禁止使用，但在中国地区可以使用开源工具Octave替代该工具。

4.SAS

SAS发源于北卡罗来纳州立大学，1976年SAS的成套软件从学校分离出来进入公司。用户可以使用SAS数据挖掘商业软件发掘数据集的模式，其描述性和预测性模型为用户更深入地理解数据提供了基础。SAS还提供了运筹学方法、矩阵运算、计量经济学、时间序列分析方法、质量控制管理，以及数据挖掘等功能模块。SAS是目前世界上公认的数据分析的标准软件之一。

用户不需要写任何代码，它们提供易于使用的GUI，并提供从数据处理、集群到最终环节的自动化工具，用户可以从中得出最佳结果做出正确决策。由于它属于商业数据挖掘软件，所以其中包含很多高端的工具，包括自动化、建模、数据可视化等等。

5.SPSS

SPSS面向通信、医疗、银行、证券、保险、制造、商业、市场研究、科研教育等多个领域和行业，是世界上应用最广泛的专业统计软件。SPSS提供了从简单的统计描述到复杂的多因素统计分析方法，比如数据的探索性分析、统计描述、列联表分析、二维相关、秩相关、偏相关、方差分析、非参数检验、多元回归、生存分析、协方差分析、判别分析、因子分析、聚类分析、非线性回归、Logistic回归等分析功能。

6.Orange

Orange是一个开源数据挖掘和机器学习工具，它的图形环境称为Orange画布，用户可以在画布上放置分析控件，然后把控件连接起来即可组成挖掘流程。除了界面友好，易于使用的优点，Orange的强项在于提供了大量可视化方法，可以对数据和模型进行多种图形化展示，并能智能搜索合适的可视化形式，支持对数据的交互式探索。

此外，它包含了完整的一系列的组件以进行数据预处理，并提供了数据账目、过渡、建模、模式评估和勘探的功能。

Orange的弱项在于传统统计分析能力不强，不支持统计检验，报表能力也有限。Orange的底层核心也是采用C++编写，同时允许用户使用Python脚本语言来进行扩展开发。

7.Weka

Weka是一款非常复杂的数据挖掘工具，其原生的非JAVA版本主要是为了分析农业领域数据而开发的。该工具基于JAVA版本，支持多种标准数据挖掘任务，包括数据预处理、收集、分类、回归分析、可视化和特征选取。

高级用户可以通过JAVA编程和命令行来调用其分析组件。同时，Weka也为普通用户提供了图形化界面。此外，用户还可以在Weka论坛找到很多扩展包，比如文本挖掘、可视化、网格计算等等。很多其他开源数据挖掘软件也支持调用Weka的分析功能。

二、分析挖掘方法集成

在临床数据研究中，通常的研究方向有生存分析、辅助诊断决策、治疗过程中特定的风险评估、智能影像判断等；在医院管理决策研究中，通常的研究方案有医疗资源分配、手术调度、运营效率评价、床位计划管理、工作量的周期性预测、就诊人群的人脸识别等。虽然研究方向各有不同，但是在数据挖掘的方法使用上始终存在共性，比如诊疗风险评估和运营效率评价其实都可以通过数据挖掘的综合评价方法范畴来解决；比如生存分析和工作量的周期性预测研究都可以通过时间序列方法范畴来解决；比如智能影像判断和就诊人脸识别研究都可以通过神经网络的视觉判断来解决。

通过临床健康数据研究中的共性方法梳理，抽象出常用的挖掘，集成为挖掘方法池，使业务用户的挖掘方法选择更加具象和方法路径组合更加可行。数据挖掘的方法池包含但不限于下述所提供的常用方法：分类、回归分析、聚类、关联规则、特征、变化和偏差分析等。

1.分类

分类是找出数据库中一组数据对象的共同特点并按照分类模式将其划分为不同的类，其目的是通过分类模型，将数据库中的数据项映射到某个给定的类别，用于预测数据对象的离散类别。

分类技术在很多领域都有应用，它可以应用到患者诊断细分、某病种的特征分析、在线问诊患者满意度分析、医疗诈骗潜在风险分析等。

当前的辅助诊断中很重要的一个特点是患者诊断的细分。辅助诊断分类的功能也在于此，采用数据挖掘中的分类技术，可以将客户分成不同的类别。比如呼叫中心设计时可以分为：呼叫频繁的客户、偶然大量呼叫的客户、稳定呼叫的客户、其他，帮助呼叫中心寻找出这些不同种类客户之间的特征，这样的分类模型可以让用户了解不同行为类别客户的分布特征。

其他分类应用如文献检索和搜索引擎中的自动文本分类技术；安全领域有基于分类技术的入侵检测等等。

而主要分类方法有决策树、KNN法、SVM法、VSM法、Bayes法、神经网络等。

2.回归分析

回归分析是一个统计预测模型，用以描述和评估因变量与一个或多个自变量之间的关系。反映的是事务数据库中属性值在时间上的特征，产生一个将数据项映射到一个实值预测变量的函数，发现变量或属性间的依赖关系。其主要研究问题包括数据序列的趋势特征、数据序列的预测以及数据间的相关关系等。

回归分析方法可以用于医院运营管理分析的各个方面，例如解释医院的患者来源地占比、门诊量的预测、患者满意度等。它也可以应用到临床诊疗中，如就诊人次的住院费用预测、住院天数预测等。

该类分析方法的主要表现为判别自变量是否能解释因变量的显著变化，解释关系是否存在；判别自变量能够在多大程度上解释因变量，解释关系的强度；判别关系的结构或形式，反映因变量和自变量之间相关的数学表达式；预测自变量的值；当评价一个特殊变量或一组变量对因变量的贡献时，对其自变量进行控制。

3.聚类

聚类顾名思义就是按照相似性和差异性，把一组对象划分成若干类，并且每个类里面对象之间的相似度较高，不同类里面对象之间相似度较低或差异明显。与分类不同的是聚类不依靠给定的类别对象进行划分。常用分析算法分类有：划分方法、层次的方法、基于密度的方法、基于网格的方法、基于模型的方法。

它可以应用到就诊患者骗保风险的分类、患者病种的分类、临床诊疗风险分类等。如谁经常来医院，看什么科室，有什么慢性病风险，按医保报销记录报销病种、报销金额、报销时间、报销项目等，判断是否是合理的就诊报销；还有医院的医生口碑分类，按就诊量、患者评价、服务时长、诊疗效果等对医生的医德情况进行分类。

4.关联分析

关联规则是描述数据库中数据项之间存在关系的规则，可以从一件事情的发生，来推测另外一件事情的发生，即隐藏在数据间的关联或相互关系，从而更好地了解和掌握事物的发展规律等等。

关联规则在临床数据研究中的实际应用包括：在疾病管理过程中，通过对同一病种的患者数据进行挖掘，找出影响该类疾病发病的关键因素，定位该类疾病诊断的关键因素；对患者的疾病发展状况进行分级，从而实现分级的连续性患者管理；对治疗方案的预后分析，为诊疗方案的决策支持提供参考依据。

5.特征分析

特征分析是从数据库中的一组数据中提取出关于这些数据的特征式，这些特征式表达了该数据集的总体特征。特征选择的目的在于从海量数据中提取出有用信息，从而提高数据的使用效率。其中，特征有效性的选择评价有概率论、数理统计、信息论的度量等。

特征分析方法在临床数据研究中，可以用于衰弱患者的临床金标准发现，而不仅仅是依赖于医护人员的衰弱评估量表打分机制来判断；在临床数据质量管理研究中，也可以用于每日的临床数据概化，找到反应质量问题的概化特征。

6.偏差分析

偏差是数据集中的小比例对象。通常，偏差对象被称为离群点、例外、野点等。偏差分析是一个有趣的数据挖掘任务，其目的是发现与大部分其他对象不同的对象。如分类中的反常实例、模式的例外、观察结果对期望的偏差等。

医务工作者在临床病例研究和诊疗风险预警中，更感兴趣的是那些特例患者；同样的，职能管理人员在医院管理的反医保诈骗管理中，更感兴趣的也是那些反经验的规则。意外规则的挖掘可以应用到各种异常信息的发现、分析、识别、评价和预警等方面，而其成因有数据源于不同的类、自然变异、数据测量或收集误差等。

第五节　大数据可视化工具与方法

一、大数据可视化概念

数据可视化是指将大型数据以图形图像形式表示，并利用数据分析和开发工具发现其中未知信息的处理过程。

数据可视化技术的基本思想，是将数据库中每一个数据项作为单个图元元素表示，大量的数据集构成数据图像，同时将数据的各个属性值以多维数据的形式表示，可以从不同的维度观察数据，从而对数据进行更深入的观察和分析。

数据可视化主要是借助图形化手段，清晰有效地传达与沟通信息。数据可视化不能为了实现其功能用途而令人感到枯燥乏味，或是为了看上去绚丽多彩而显得极端复杂。为了有效地传达数据背后的信息，美学形式与功能需要齐头并进，通过直观地传达关键的方面与特征，从而实现对相当稀疏且维度超高的数据集的深入洞察。然而，设计人员往往并不能很好地把握设计与功能之间的平衡，从而创造出华而不实的数据可视化形式，无法达到其传达与沟通信息的目的。此时，需要数据人员和业务用户紧密结合，选择其中最具价值的部分有效表达在数据图形中。例如，对于一位患者的一次就诊，包含病历、用药、检验、影像、手术、诊断、护理等多种信息，数据可视化与信息图形、信息可视化、科学可视化以及统计图形密切相关。当前，数据可视化乃是一个极为活跃而又关键的领域。数据可视化实现了成熟的科学可视化领域与较年轻的信息可视化领域的统一。

二、大数据可视化原则

如何将各个维度的数据恰如其分地表达出来，会成为数据产品设计师的工作重点。数据的展示，由于融入了业务内容，比普通的UI设计更加复杂。特别是在用户的体验感上，数字与图形相比，本身就具有一定的违和感。因此，数据产品设计师需要有更强大的设计构造能力，在数据中寻求美与优雅的体现。通常在数据的展示上需要采用有取有舍、样式多变、分门别类、交互呈现等方式。

1.有取有舍

数据产品中的表格显得拥挤有多种原因，但总体原因往往是不懂取舍造成的，特别是在数据展现上求大求全，似乎要将用户的全部数据信息都陈列摆上才能显得产品专业，这完全是一个误区。事实上从产品功能而言，用户的接受度往往是单项选择，同时在界面中具备好几个功能的数据表现，会让用户看不到数据的重点在哪里。

做产品最忌讳的就是高大全。如今的数据产品都需要寄居在整个数据产品生态圈中才能生存，所以用户并不需要高大全的产品出现，他们需要的是能够解决特定问题的产品，对应的数据呈现也应如此。特定的数据产品只需要呈现用户最关心的结果即可，不需要一股脑儿地堆砌。

2.样式多变

在数据展现设计中，表格的展现方式需要做到灵活多变，这种灵活包括：数字、文字、数字与文字的排列关系；数字和文字在表格中的位置；数字与文字大小的关系；不同颜色带来的主次关系，可操作的表格交互；表格分栏的行数与列数；不同类型表格的穿插；表格的隐藏与显现等等。这其中还要尽可能增加数据间的视觉间隙，以避免用户对数据的烦琐感受。

3.分门别类

在产品实际设计中，确实也会面临着数据无法简化处理的难题。除了特定首要的个人展示外，将用户分为各个层级也是很重要的。根据数据划分区域，根据区域划分层级，根据层级提供不同的版式设计，用颜色、徽章等图形将用户区分开，而不是仅仅看谁的数字更长，以此让用户了解他们彼此之间的重点信息。

4.交互呈现

交互呈现主要运用在动态图形表格上，一般用来表达用户自身的数据，这种交互呈现能大大增加用户的参与度及自我成就的满足感。但动态图形表格对设计以及程序的要求要远大于普通的文字表格。交互呈现是未来产品数据的展现突破口，因为传统的文字表格已经不能满足用户的需要，无论如何排版，随着数据的细化，需要更个性、更动态、更具有交互性的方式来体现数字世界的客观价值。

三、大数据可视化图形

数据可视化通常有5个维度：面积尺寸可视化、颜色可视化、图形可视化、地域空间可视化、概念可视化。

面积尺寸可视化：对同一类图形（例如柱状、圆环和蜘蛛图等）的长度、高度或面积加以区别，来清晰地表达不同指标对应的指标值之间的对比。这种方法会让浏览者对数据及其之间的对比一目了然。制作这类数据可视化图形时，要用数学公式计算，来表达准确的尺度和比例。

颜色可视化：通过颜色的深浅来表达指标值的强弱和大小，是数据可视化设计的常用方法，用户一眼看上去便可整体地看出哪一部分指标的数据值更突出。

图形可视化：设计指标及数据时，使用有对应实际含义的图形来结合呈现，会使数据图表更加生动地被展现，更便于用户理解图表要表达的主题。

地域空间可视化：当指标数据要表达的主题跟地域有关联时，我们一般会选择用地图作为大背景。这样用户可以直观地了解整体的数据情况，同时也可以根据地理位置快速地定位到某一地区来查看详细数据。

概念可视化：通过将抽象的指标数据转换成我们熟悉的容易感知的数据时，用户便更容易理解图形要表达的意义。

针对图形可视化，以下是常用的图形以及它们的使用场景和各自的局限性。

1.折线图

通常用于趋势的分析，所以其分析维度通常都是时间维度。

适用：有序的类别，比如时间。

局限：无序的类别无法展示数据特点。

相似图表：面积图用面积展示数值大小，展示数量随时间变化的趋势。堆积面积图：同类别各变量和不同类别变量总和差异。百分比堆积面积图，比较同类别的各个变量的比例差异。

2.柱状图

通常用于对比分析，如果趋势分析是纵向，那么柱状图就是横向的对比分析。

适用：对比分类数据。

局限：分类过多则无法展示数据特点。

相似图表：堆积柱状图，比较同类别各变量和不同类别变量总和差异。百分比堆积柱状图：适合展示同类别的每个变量的比例。

3.点状图

多用于多个变量的回归分析。

适用：存在大量数据点，结果更精准，比如回归分析。

局限：数据量小的时候会比较混乱。

相似图表：气泡图，用气泡代替散点图的数值点，面积大小代表数值大小。

4.雷达图

多用于一个复合指标，存在多个子指标的分析展示。

适用：了解同类别的不同属性的综合情况，以及比较不同类别的相同属性差异。

局限：分类过多或变量过多，会比较混乱。

5.漏斗图

销售分析的经典图，其主要用于转化率的展现。

适用：有固定流程并且环节较多的分析，可以直观地显示转化率和流失率。

局限：无序的类别或者没有流程关系的变量。

6.饼图

主要用于看各分支的占比分析，也是一种横向对比的展示。

适用：了解数据的分布情况。

缺陷：分类过多，则扇形越小，无法展现图表。

相似图表：环形图，挖空的饼图，中间区域可以展现数据或者文本信息。玫瑰饼图：对比不同类别的数值大小。旭日图：展示父子层级的不同类别数据的占比。

7.仪表盘

主要用于展示可以量化成分值类的指标，通常受企业高层管理者欢迎，一是因为毕竟直观，二是因为仪表盘代表着一种企业管理者驾驶、驾驭的感觉，所以很多人直接称这种图表分析的组合为企业驾驶舱。

适合：展示项目进度。

局限：只适合展现数据的累计情况，不适用于展示数据的分布特征等。

8.热力图

参考气象云图的方式来进行展示，通常用于展示有地域特征分布，并且实施动态变化比较快的数据。

适合：可以直观清楚地看到页面上每一个区域的访客兴趣焦点。

局限：不适用于数值字段是汇总值，需要连续数值数据分布。

9.地图

使用地图来进行展示，通常都是和地域、地区统计分布相关的。

适合：展现呈面状但属分散分布的数据，比如人口密度等。

局限：数据分布和地理区域大小的不对称。通常大量数据会集中在地理区域范围小的人口密集区，容易造成用户对数据的误解。

相似图表：气泡地图，用气泡大小展现数据量大小。点状地图：用描点展现数据在区域的分布情况。轨迹地图：展现运动轨迹。

10.条形图

适用：类别名称过长，将有大量空白位置标示每个类别的名称。

局限：分类过多则无法展示数据特点。

相似图表：堆积条形图，比较同类别各变量和不同类别变量总和差异。百分比堆积条形图：适合展示同类别的每个变量的比例。双向柱状图：比较同类别的正反向数值差异。

11.瀑布图

采用绝对值与相对值结合的方式，展示各成分分布构成情况，比如各项生活开支的占比情况。

适合：展示数据的累计变化过程。

局限：各类别数据差别太大，则难以比较。

12.桑葚图

一种特定类型的流程图，图中延伸的分支的宽度对应数据流量的大小，起始流量总和始终与结束流量总和保持平衡。比如能量流动等。

适合：用来表示数据的流向。

局限：不适用于起始流量和结束流量不同的场景。比如使用手机的品牌变化。

相似图表：和弦图，展现矩阵中数据间相互关系和流量变化。数据节点如果过多则不适用。

13.箱形图

箱形图是利用数据中的五个统计量：最小值、第一四分位数、中位数、第三四分位数与最大值来描述数据的一种方法。

适用：用来展示一组数据分散情况，特别用于对几个样本的比较。

局限：对于大数据量，反应的形状信息更加模糊。

14.矩形树图

矩形树图展示同一层级的不同分类的占比情况，还可以展示同一个分类下子级的占比情况，比如商品品类等。

适用：展示父子层级占比的树形数据。

缺陷：不适合展现不同层级的数据，比如组织架构图，每个分类不适合放在一起看占比情况。

15.词云

词云展现文本信息，对出现频率较高的"关键词"予以视觉上的突出，比如用户画像的标签。

适合：在大量文本中提取关键词。

局限：不适用于数据太少或数据区分度不大的文本。

16.条形图

类似柱状图，只不过两根轴对调了一下。

适用：类别名称过长，将有大量空白位置标示每个类别的名称。

局限：分类过多则无法展示数据特点。

相似图表：堆积条形图，比较同类别各变量和不同类别变量总和差异。百分比堆积条形图：适合展示同类别的每个变量的比例。双向柱状图：比较同类别的正反向数值差异。

17.柱线图

结合柱状图和折线图在同一个图表展现数据。

适用：要同时展现两个项目数据的特点。

局限：有柱状图和折线图两者的缺陷。

四、大数据可视化工具

1.Google Charts

文档和帮助信息丰富的 Google Charts 对于刚刚入门 JAVA 绘图的人来说是极佳的选择。它的文档里有带注释的代码和逐步的讲解，可以直接用来把 HTML5/SVG 图标嵌入到网页中。

适合人群：追求灵活性和良好文档的严肃开发者。

2.Metrics Graphics

Metrics Graphics是一个在D3.js的基础上专为可视化时间序列数据而开发的绘图库。虽然它只支持线图、散点图、柱状图、直方图和数据表格，但它在这几类图表上的表现非常强。跟 Google Charts一样，丰富的文档和例子使得它很容易上手。同时，它也是一个非常简易和轻量级的选择。

适合人群：追求快速美观同时又不需要写一堆代码的开发者。

3.Fusion Charts

Fusion Charts 支持 vanilla JAVA、jQuery、Angular 等一系列库和框架。它内置90多种图表和超过1 000种地图，相比 Google Charts 和 Metrics Graphics 要完整得多。同时，可以查看它所支持的全部图表类型。

考虑数据应用或是网站的拓展性，需要选择一个功能完整的绘图库，同时尽可能满足企业级、平台级拓展性需求的工具，则可以优先考虑该工具。

适合人群：需要各种不同种类自定义图表的开发者。

4.Epoch

Epoch 是一个基于D3.js 开发的工具，它使得开发者可以方便地在应用或是网站上部署实时图表。它的文档整洁，完全免费并且开源。

对普通数据和实时数据，Epoch 都支持五种图表类型。这个数量并不能与 Fusion Charts 或是 High Charts 这种特性完整的产品对抗，但它所擅长的是以简单和友好的方式呈现实时数据。

适合人群：需要简单灵活的实时数据呈现方案的开发者。

5.ECharts

ECharts 是百度的可视化开源工具，它支持在绘制完数据后再对其进行操作。这个被称为"即拉即用式"的特性使得用户可以在图表之间拖动一部分的数据并得到实时的反馈。同时，ECharts 是专为绘制大量数据设计的。它可以瞬间在二维平面上绘制出 20 万个点，并用专为 ECharts 开发的轻量级 Canvas 库 ZRender 使数据动起来，也可以采用交互性操作，来体验 ECharts 所提供的特性。

适合人群：想尽量避免写代码并有实时数据操作需求的开发者。

6.D3.js

虽然并不是对用户最友好的工具，但 D3.js 在 JAVA 绘图界的重要性是不可小觑的。许多其他的库都是基于它所开发，因为它提供了你所能想到的所有功能。它支持 HTML、SVG 和 CSS，并且有着海量的用户贡献内容来弥补它缺乏自定义内容的劣势。

适合人群：代码经验丰富的绘图专家。

7.Sigma

图模型的绘制是 Sigma 独特的定位。它基于 Canvas 和 WebGL 开发并提供了公开的 API，可以在 GitHub 上找到社区贡献的许多插件。

适合人群：适用绘制图模型的开发者。

8.Highcharts

Highcharts 可以在不依赖插件的情况下绘制交互式的图表。它高灵活性的绘图 API 也被 Nokia、Twitter、Visa 和 Facebook 这样的公司所青睐。Highcharts 对于非商业使用是免费的。

适合人群：需要在技术支持帮助下绘制复杂图表的开发者。

9.dc-js

dc-js 是一个开源的 JAVA 绘图库。它非常适合用来创建交互式的仪表盘。图表之间是有联系的，与其中一个部分进行交互时，其他部分都会做出实时的反馈。

虽然 dc-js 并没有像 ECharts 或是 Google Charts 那样具有丰富的功能，但它易于呈现和探索巨量的维度数据集。

适合人群：需要为关系型图表创建仪表盘的开发者。

10.Dygraphs

由 Google 开发的 Dygraphs 绝对是绘图工具中的明星。到现在 Google

Correlate还在使用它（当然，在设计上经过了一些调整）。它可以被用于绘图密集的项目，因为它能在不影响性能的情况下轻松地绘制几百万个数据点，这在很大程度上弥补了它那过于朴素的审美设计。

从一开始作为Google的一个内部项目到最后公开发布，Dygraphs一直有着活跃的社区支持，同时它也在GitHub上开源。

适合人群：需要有着活跃支持的专为绘制海量数据集设计的工具的开发者。

11.Vega

Vega是一个基于D3.js 的用于创建、分享和保存可视化图标的库。它由许多部件组成，其中一些能够在不需要写代码的前提下达到与D3竞争的水平。Vega能够把JSON数据转换成SVG或HTML5图表。虽然这没什么了不起的，但它把这一步做得很踏实。

因为使用Vega不需要写任何代码（只要会编辑JSON文件即可），它是一个很好的D3替代品，能在降低使用复杂度的同时保留D3的特性。

适合人群：需要D3强大的特性又不希望从头学起的开发者。

12.NVD3

作为绘图界的佼佼者，NVD3是基于D3.js的工具，由一系列部件组成，允许开发者创建可重用的图标，可以在它的网站上找到许多demo和对应的代码。NVD3的审美风格要比D3.js更为精致一点。

它支持11种图表类型，包括区域图、线图、柱状图、气泡图、饼状图和散点图，同时也支持绝大多数浏览器以及IE 10以后的版本。

五、大数据可视化媒介

1.数据大屏

适合某项业务的中央控制室或者高层领导的指挥办公室使用，随时监控和跟踪数据走势。不会有太多的点击切换动作，大多数通过数据的轮播实现轮巡展示。如果一个大屏对应多个信号源时，需要了解大屏和所有对应信息源电脑屏幕的分辨率，做相应的适配工作。

2.PC端

业务人员非移动办公环境下适用，聚焦于多维度指标展示、明细数据钻取、数据拖拽透视、时间趋势分解、拐点追踪等数据应用场景。在PC端，大多数情况下，业务人员是采用鼠标的点击切换数据图表，同时还需要提供图形、表格的导出功能。

3.移动端

相对PC端，手机屏幕展示的区域有限，不适宜展现数据纬度过多的数据。移动端首先需要注重图形的交互性，所有可视化的呈现多数时候都通过点选进行切换；其次需要关注基础数据的稳定性，移动端相对于数据大屏和PC端极大拓展了业务人员的使用时间、使用地点、使用场景，更需要注重数据源的稳定性。同时，还需注意iOS系统和Android系统的适配、移动屏幕大小的适配。

参考文献

［1］项目管理协会.项目管理知识体系指南（PMBOK 指南）[M].北京：电子工业出版社，2018.

［2］Abraham Silberschatz，Henry F.Korth，S.Sudarshan.数据库系统概念 [M].杨冬青，唐世谓译.北京：机械工业出版社，2012.

［3］陈封能.数据挖掘导论 [M].北京：机械工业出版社，2019.

第五章

医院临床科研大数据应用案例

随着科学技术的发展，大数据已成为新的研究领域，医疗卫生行业产生的临床科研数据是典型的大数据，具有更大的容量、更快的生成速度、更广的多样性、更多的价值。大数据在临床科研的应用水平已成为衡量医院科研实力的一把新标尺。本章从临床科研大数据分析方法、资源准备等方面阐述了临床科研大数据的应用现状，列举了大数据支撑临床科研的应用系统建设案例，如科研探索系统、科研病种库系统以及患者全程管理系统等，也分享了在这些应用系统支撑下利用大数据方法开展的科研项目实例。医疗大数据平台既是临床科研工作的加速器，也是科研转化反哺临床应用的孵化器。

第一节 大数据支撑医院临床科研方法的应用

大数据分析是指用适当的分析方法和工具对数据进行分析和解释，提取出有用的信息，以得到有效的结论并通过可视化技术展现出来。根据数据类型的不同，大数据分析方法也截然不同。主要包括数据挖掘、自然语言处理、深度学习、统计分析，这些方法具备各自的特点同时也互有交叉。本节针对临床科研大数据的应用进行了描述，介绍了不同数据类型、不同处理方法的应用案例。

一、数据挖掘方法的应用

临床科研大数据挖掘具体应用可分为预测、聚类、关联规则、风险因素分析等。本节数据挖掘主要指结构化数据的数据挖掘，而非结构化数据例如文本和影像，会在下节自然语言处理中提到。

1.预测方法的应用

预测是指通过数据挖掘模型对历史数据的学习与分析，找到数据内在联系与规律，对未来还未发生的情况做出估计和判断。根据目标值的数据类型不同可分为分类任务和回归任务。分类任务具体为在数据集上将已经分类完毕的数据作为训练集，利用算法对这些数据进行建模，使得没有被分类的数据可以被分类。回归任务同理，只是目标值为连续性数值。预测是数据挖掘最重要的方法之一，也是临床决策辅助系统的常规方法。例如四川大学华西医院的研究人员利用支持向量机预测麻醉中施行气管插管术的困难度用以辅助麻醉师进行麻醉。

2.聚类方法的应用

聚类类似于分类，但训练方法和目的又不同于分类，聚类所要求划分的类是未知的，可由数据集特征簇距离进行无标注地划分。聚类算法分为划分法（如K-means）、层次法（如Brich算法）与基于密度的方法（如DBSCAN算法）。通过聚类方法可以对医疗大数据进行分类处理，找出与其他病症不同或类似的病症，从而能够分析出同一病种的微小差异，做到精准治疗。例如Hastie等通过对疼痛反应结果的聚类分析，完成了对热性疼痛、压力性疼痛、缺血性疼痛的诱因分析。

3.关联规则方法的应用

关联规则是描述数据库中数据项之间所存在的某种潜在关系的规则，即可以从一个事务中某些项的出现推导出另一些项在同一事务中也将出现。该方法能够发现医疗信息数据库中满足目的的最小支持度和最小可信度的所有关联规则，从而揭示隐藏在健康大数据中的关联关系。例如王华通过电子化的门诊病历数据，对患者的症状与疾病间的关系用 Apriori算法进行挖掘，发现潜在于症状与疾病间的关联规则，这有利于医生全面掌握门诊患者的病情，提供更加准确的治疗计划。

4.风险因素分析方法的应用

医疗风险因素是指在整个诊疗过程中，引起或促使伤残事件发生或扩大损失幅度的原因和条件。它是医疗风险事故发生的潜在原因，是造成损失的内在的或间接的原因。风险因素分析法是指对可能导致风险发生的因素进行评价分析，从而确定风险发生概率大小的风险评估方法。统计学常用多因素分析、卡方列联检验、因子分析等进行风险因素分析。机器学习常用特征选择进行风险因素分析。特征选择是特征工程中的重要一环，是指从已有的M个特征中选择N个特征使得系统的特定指标最优化。特征选择有两个好处，一是可以降低数据维度使得数据集复杂度降低，二是可以挑选出影响力较高的一些重要特征，这些特征通常就是重要风险因素。目前常规的特征选择有三大类方法，分别为Filter法、Wrapper法、Embedder法，每个大类方法囊括多种子算法。大类方法之间相比较各有优劣，大类方法之内的小算法相比也是各有优劣，因此常常需要根据数据集的适用性去定义最合适的算法。特征选择由于其从数据角度驱动的特殊性，可以客观且创新地突破领域经验知识，推动医学的发展。例如，Alzubaidi等人提出了一种有关乳腺癌诊断的特征选择方法，该方法遗传算法与互信息相结合，能够选择具有最大鉴别能力的癌症预测最佳特征组合。四川大学华西医院研究人员提出了一种高血压药物推荐的混合特征选择方法，该方法与统计分析相结合，筛选出了影响抗高血压药物疗效的关键因素。由数据驱动获得的风险因素分析部分结果往往存在不可解释性，不可解释不代表为错误结果，故针对这类不可解释的结果反而值得成为临床研究热点，因此，基于特征选择的风险因素分析具有一定的引导性作用，可为某些临床研究的开展指明方向。

二、自然语言处理方法的应用

随着医疗数字化工作的推进，医院积累了大量的非结构化文本信息，这些待开发的信息对医院管理及临床具有极大应用价值。目前，这些非结构化的文本数据仅靠人工审阅的方式进行传统处理，效率十分低下，导致信息本身所涵盖的价值未能被充分体现出来。自然语言处理是计算机科学领域与人工智能领域中的一个重要方向。它研究能实现人与计算机之间用自然语言进行有效通信的各种理论和方法。学者们尝试通过自然语言处理辅助汇集医学领域知识，提取有用的诊疗信息，最终形成知识本体或者知识网络，从而为后续的各种文本挖掘任务提供标准和便利。具体应用分为如下几类：

1.分句、分词方法的应用

按照中文自然语言处理的一般步骤，首先要进行分句、分词，而后才进行语义分析，形成文本摘要。其中，分句主要以基本的标点符号作为分隔符对段落进行子句分割，完成分句处理。中文主要以句号、问号、省略号等作为句群结束符，医疗文书基本上都是陈述句，故多以句号为句群结束符。分词主流算法有三类，分别为基于字符串匹配的分词算法、基于理解的分词算法和基于统计的分词算法。从词库中词条或习惯搭配短语的最大长度开始，逐渐缩短，对基本分句进行匹配词库中的词条，然后把医疗文书分割为一个个词汇或短语。最后根据汉语基本语法，对词汇进行重组，剔除意义不大的部分，形成文本摘要。同时，将词汇和术语集例如SNOMED CT进行映射，可以协调一致地在不同的学科、专业和照护地点之间实现对于临床数据的标引、存储、检索和聚合，便于计算机处理。

2.命名实体识别方法的应用

生物命名实体识别，就是从生物医学文本中识别出指定类型的名称，比如基因、脱氧核糖核酸、蛋白质、核糖、疾病等。生物医学文献由于其规模庞大，专有名词、同义词、缩写词繁多往往需要大量精力去识别，因此如何对命名实体进行自动识别就变得尤为重要。目前，使用比较多的生物命名实体识别的研究方法主要有以下几种：基于启发式规则的方法、词典匹配的方法以及机器学习的方法。例如Fukuda等人最早利用基于规则的系统判定文档中的蛋白质名称。

3.文本挖掘方法的应用

这里的文本挖掘主要是指文本分类以及文本聚类。文本分类就是将文本自动归入预先定义好的主题类别中，是有监督的机器学习方法，主要应用于自动索引、文本过滤、词义消歧等。目前，文本分类的方法有很多，如朴素贝叶斯、K最近邻、支持向量机、决策树等。例如Eskin E使用支持向量机算法和基因序列Kernel预测蛋白质在细胞质中的位置，达到了87%的查准率和71%的查全率。文本聚类是根据文本数据的特征将一组对象集合按照相似性归纳为不同类的过程，与文本分类的区别是聚类的对象无类别标记。例如Groth P等根据显型的描述，利用文本聚类将基因聚类成簇，利用这些簇预测基因功能，采用客观标准选择一个子类团，从生物过程次本体中预测GO-术语注释，得到了72.6%的查准率和16.7%的查全率。

4.关系抽取与共现分析方法的应用

关系抽取的目标是检测一对特定类型的实体之间有无预先假设的

关系。生物医学文本挖掘抽取的就是基因、蛋白质、药物、疾病、治疗之间的关系。其主要有基于模版的方式、基于统计的方式和基于自然语言处理的方式。基于自然语言的方式就是把自然语言分解为可从中提取出关系的结构。Fridman等人提出了GEHIES等系统，它如果在大规模语料（训练语料）中，两个词经常共现于一句话、一篇文档中，则认为这两个词在语义上是相互关联的，而且，共现的频率越高，其相互间的关联越紧密。基于共现关系的假定，通过对训练语料的统计，计算得到词与词之间的互信息，就可以对词与词之间的相关性进行量化比较，获得对文本词汇语义级别的关联认识。例如Pub-Gene系统使用共现方法建立了一个包含基因和基因交互关系的数据库，实验结果达到了60%的精确率和51%的召回率。当仅考虑5篇或5篇以上文章中的基因对关系时，精确率上升到72%。

三、深度学习技术的应用

医学图像识别是综合医学影像、数学建模、计算机技术等多学科的交叉领域，近年来，随着医学影像技术的快速发展，医学图像分析步入大数据时代，海量而复杂的图像数据带来两个方面的新问题：一方面要处理的医学图像数据维数更高，要求有更强学习适应能力的模型；另外一方面医学图像大数据更加分散破碎，数据结构更加复杂，常常需要整合不同的信息。如何从海量的医学图像数据中挖掘出有用信息，对医学图像识别带来巨大的挑战。

深度学习是机器学习的一个新领域，传统的机器学习方法不能有效地挖掘到医学图像中蕴含的丰富信息，而深度学习技术通过模拟人脑建立分层模型，具有强大的自动特征提取、复杂模型构建以及高效的特征表达能力，更重要的是深度学习方法能从像素级的原始数据中逐级提取从底层到高层的特征，这为解决医学图像识别面临的新问题提供了新思路。深度学习方法由多层组成，以学习具有多个抽象层次的数据特征，允许计算机通过相对简单的概念来学习复杂的概念。与浅层机器学习模型不同，深度学习使用具有多层的神经网络，隐藏变量自动进行特征学习，包括预处理、特征提取和特征选择。深度学习已迅速应用于许多工业领域项目，创造了巨大的价值，其具体应用主要包含了疾病检测与分类、病变识别。

1.疾病检测与分类

近年来，随着计算能力和医学影像技术的飞跃发展，各类医学影像亦越来越清晰，其包含了大量的疾病特征和健康信息，是形成临床诊断结果的关键依据。目前这部分数据主要依靠医务人员进行人工分析和记录，容易受主观因素、人员经验以及身体状态等干扰且效率不高。深度学习技术通过多层非线性变化，可以在海量影像数据中自动抽象分类特征。如何结合深度学习技术对其进行挖掘识别具有重要的临床意义。目前越来越多的研究尝试使用深度学习模型来提取不同疾病的影像学特征，来辅助我们的临床诊断。Li等人建立了多个卷积层和全连接层的简单卷积网络，在公开的阿尔茨海默病神经影像计划数据集中得到阿尔茨海默患者、轻度认知功能障碍患者的MRI图像，经过训练，自动提取了MRI图像的疾病特征，避免了对图像的手动特征提取，最终识别率达到了92.87%。在实际应用中，也有研究者借助深度学习技术辅助决策结合医生临床知识最大限度上减小医生的工作量，得到精确的诊断结论。Enlitic公司开发出基于卷积神经网络的恶性肿瘤检测系统。该系统对放射师检查过的大量医学图像数据进行学习，自动总结出代表恶性肿瘤形状的"特征"，从而识别图像中是否存在恶性肿瘤。

2.病变识别

医学图像的病变识别对于提高疾病诊断准确性具有重要的作用。传统的病变识别方法，通过小波变换、灰度共生矩阵等方法来提取医学图像特征，然后使用支持向量机、隐式马尔科夫链等作为分类器，对医学图像不同区域进行判断，从而定位病变区域。但机器学习方法没有自学习能力，通用性较差，识别速度较慢，很难真正应用在临床实践中。近年来，深度学习迅速扩展到医学图像领域，深度学习技术在病变识别领域具有独特的优点：深度学习模型能以更快的速度处理数据，通过网络模型，对病变区域进行早期识别，提高医生诊断的准确率和效率，对患者及时干预治疗，有助于患者的康复和治疗。如Setio使用包含多个卷积模型的多视图卷积网络监测肺结节疾病，对训练集经过一系列归一化、旋转、数据扩增等方法来避免数据集较小导致的过拟合问题，最终准确率高达90.1%左右。

四、统计分析方法的应用

统计分析方法主要指描述性统计，旨在不加算法的干扰将数据进行汇总统计，以反映最原始最真实的数据分布。例如通过Google搜索流感相关主题的人数与实际患有流感症状的人数之间存在着密切的关系。将统计的查询数量与传统流感监测系统的数据进行了对比，结果发现流感主题搜索查询在流感季节确实会明显增多。通过对这些流感主题搜索查询的出现次数进行统计，便可以估测出世界上不同国家和地区的流感传播情况。可视化技术也是常用的方法之一，通过对在计算机科学的分类中，利用人眼的感知能力对数据进行分析。主要以人作为分析主体和需求主体的角度作为出发点，强调基于人机交互的、符合人的认知规律的分析方法，意图将人所具备的、机器并不擅长的认知能力融入分析过程中。例如Yang团队研究精准医疗大数据可视化并发表论文，提出从社会媒体中过滤大数据，建立药物不良反应预警系统。

第二节　临床科研数据资源准备

一、临床科研的数据需求

随着医疗领域和信息化技术的发展，医疗与数字信息化技术结合是现代医疗发展的趋势，也将大大提高医疗单位的管理效率和科研水平。目前国内大多数医院都建有自己的院内信息化体系，临床科研数据资源来源于这些院内信息化系统。临床科研数据是医疗机构单位必不可少的组成部分，无论是医学前瞻性研究、回归性研究都需要临床科研数据的支撑，将临床科研数据有效地组织起来可提高医疗单位科研水平，为临床科研系统搭建提供有效资源。

某大型三甲综合医院是中国重要的医学科学研究和技术创新的国家级基地，该院的科研水平和科研成绩来源于每位员工对临床科研的热情，因此该院的临床科研数据需求量巨大，对数据的内容要求也相当广泛。

1.临床科研工作对数据的需求

临床科研数据需求主要源自患者就诊的信息记录，包括结构化、半结构化和非结构化数据等。临床科研所需数据需求多样化，若采用传统的代码开发方式，数据开发过程极为烦琐、开发时间长、人工成本较高。对临床科研数据进行资源治理整合是非常有意义的工作，该院基于大数据平台整合后的临床科研数据汇集在统一的资源池内，统一数据调用接口、统一数据标准，这样可方便数据开发者快速完成科研数据需求，对临床科研做出高效地支持。

2.临床科研系统产品对数据的需求

随着人工智能和大数据等技术的成熟，利用临床科研数据进行机器学习模型搭建、数据挖掘预测分析、数据可视化信息系统开发已经成为目前主流的医学科技发展方向之一。该院基于大数据平台架构和底层数据融合，向上层应用提供临床科研数据资源，以满足整个大数据平台应用层的患者360°全景视图系统、科研数据探索系统、科研病种库等系统的数据需求。例如患者360°全景视图需展示患者的历次就诊记录，主要包括患者的处方信息、医嘱信息、检查信息、检验信息、手术信息、护理信息、病历信息等等；而科研数据探索系统则向全院医疗科研工作者提供类似百度、谷歌的信息检索引擎来检索患者的所有就诊信息。因此，大数据临床科研应用系统的数据需求，主要包括患者电子病历首页数据、医嘱信息数据、手术数据、护理数据、治疗数据、检验数据、检查数据、影像数据以及其他所需的外部数据等。临床科研数据准备阶段应有效灵活地将这些数据进行分类、组织，以供上层应用系统调用，并且在组织过程中需注重数据结构的可扩展性和可复用性。

二、临床科研数据资源搭建

1.临床科研数据资源集成

临床科研数据资源的融合与治理依赖于整个大数据中心平台体系架构，在本书第二章已经介绍过，整个大数据平台架构与数据流向如图5-1所示，整体架构分为4层，包括数据层、数据中心层、数据领域层、数据集市层。收集到的数据源首先进入数据湖，数据经过轻度治理后以结构化、半结构化、非结构化数据的类型在DC中进行存储，进行了数据的融合。临床科研数据资源最终以数据集市层作为可用资源池对外提供服务。临床科研数据资源RDR根据不同应用系统的需求划分为RDR1、RDR2……RDRn，为不同的应用系统提供数据服务，这样临床数据资源在逻辑上划分极为清晰，在落地到代码开发和后期维护时候也极其方便。

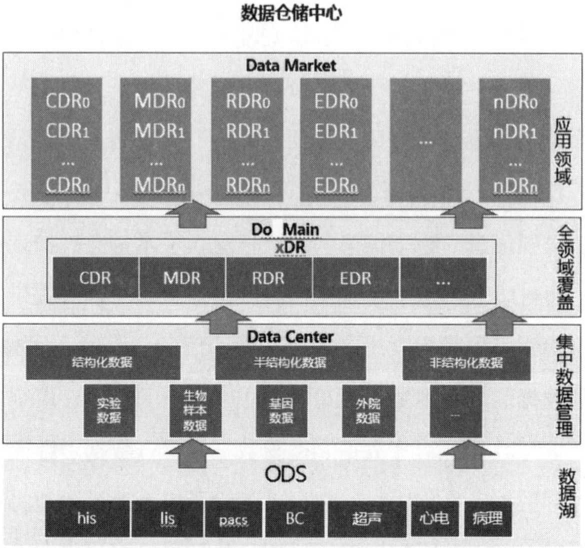

图5-1　大数据平台架构与数据流向图

2.临床科研数据资源建设要求

临床科研数据资源属于大数据平台数据资源建设中的一部分，其目标旨在建立临床科研业务领域的数据中心，为平台上的临床科研类应用提供数据支撑。在临床科研数据资源准备的过程中必须保证数据完整性、准确性和及时性：

（1）完整性：RDR模型（表和字段）和数据需完全覆盖已有的临床科研系统业务（科研数据探索系统、患者360°全景视图系统、临床科研数据挖掘系统），确保模型和数据能满足相关科研类数据应用。

（2）准确性：基于RDR提供的数据在各业务系统中须保持一致，即各个临床数据资源相关应用系统在同一时间上看到的数据必须是一样的，不能有差别。

（3）及时性：基于业务数据实时抽取，RDR_x各个主题表数据抽取应具有及时性，能满足各个业务系统的实时数据需求，例如患者360°全景视图系统中的患者数据实时更新展示、异地患者数据落入DC数据中心后能及时捕获数据变更，并做数据更新处理。

3.临床科研数据资源模型

临床科研数据资源模型设计内容包含人员信息、患者就诊信息、医嘱信息、手麻系统信息、医技信息、患者病历信息等。RDR设计表单内容包括病案相关信息表、财务相关信息表、处方相关信息表、电子病历主记录、电子病历文书模板、电子病历24小时入院记录、电子病历入院记录、电子病历出院小结、电子病历护理计划、电子病历检查检验报告、电子病历手术记录、电子病历麻醉记录、人员信息表、医保相关信息表、医技相关信息表、体检相关信息表、院感患者感染相关信息表等，RDR整体表数量多达200余张。

整个临床科研数据资源模型的内容庞大，模型设计工程师根据业务场景对数据库的表分类，再根据业务优先顺序进行编码，并且对标命名也做了统一规范：业务分类_表名、业务分类_主表名_子表名。对于如此规范设计和操作的好处是整个模型构建更加具有逻辑性，在维护过程中便于回溯其构建思路，有利于排查错误和模型扩展。

在模型建好后将依据模型进行数据入仓操作，数据入仓基本流程为从大数据平台DC中抽取数据至RDR，再经过数据处理生成RDRx各个主题表，如此临床科研数据资源准备工作完成后，即可往上支撑各种临床科研应用，如科研探索系统应用、临床科研病种库系统应用、患者全程管理系统应用、影像大数据挖掘分析、药学大数据挖掘分析，等等。

第三节　科研探索系统应用案例

一、应用综述

1.临床科研的内容

临床实践是基于书本知识、个人临床经验及操作，对个体患者进行诊断、治疗、护理和康复的全过程，医师经验和患者个体化是临床实践的重点。而临床科研是对患者的需求进行科学研究，通过寻找规律和总结经验、方法，达到提高诊疗水平、治疗效果、改善愈后和发现疾病病因的效果，了解患者需求、总结医学经验和发现医学知识是临床科研的重点。临床实践需要提炼总结为临床科研知识，而临床科研知识需要应用于临床实践。临床科研与临床实践的转化，可促进临床医疗水平的进一步提高，也可保障新的治疗方案更加安全地进入临床应用。

临床科研的形式有科研课题立项、医学论文撰写、临床教学案例、医务人员临床经验分享等；临床研究的方法包括病例分析、个案报道、回顾性分析和前瞻性研究等等。在整个临床科研的过程中，科学循证是关键，每个步骤都依赖于数据支撑，因此如何利用新科技，更加方便地实现科研数据需求的采集、提取和分析，是如今面临的一个重要课题。在社会效益层面，临床实践和科学研究的有机结合可以有效地推动医学的发展，探索疾病机制，创新治疗手段，改善患者预后，等等。

在医院效益层面，科研产出在医院排名、医院评价等中都占有极大的权重，而临床科研成果转化也是医院在体现公益性之外的一大重要产业支撑。对于临床医护个体来说，科研成果是个人晋升、评定职称等的重要考核指标。临床科研的过程是发现问题、分析问题、解决问题的思维锻炼过程，通过科学的训练，使临床经验不断积累，临床技能不断提高。因此临床科研的开展无论是对于医疗机构还是个体都有着非常重要的意义。

2.临床科研系统的国内外研究现状

20世纪90年代，美国、欧洲等国家和地区便开始了对医学临床科研信息系统的研究和建设。美国医学标准会于2003年制订了临床信息科研分析系统计划，其系统建设主要关注数据标准建立、临床科学研究和医疗费用优化等，期望通过数据分析和挖掘为医学提供辅助决策等功能；而欧洲临床信息科研分析系统的研究重点更强调数据共享、疾病预防和疾病监控。我国的医院信息化从2010年起在全国开始普及，各家医疗机构逐渐告别手工时代，近10年的时间随着患者资料的信息化采集和存储得以实现，临床科研系统的建设也在此基础上开始飞速发展，如今正在向一体化、集成化、平台化的方向转变。

3. 临床科研的数据需求

临床科研顾名思义是围绕临床诊疗活动开展的科学研究，因此临床诊疗过程的一切数据都有可能成为被分析的数据源，所以医院所有诊疗系统的数据均须纳入临床科研数据资源池。其数据分类内容主要包括：

（1）患者基本资料：患者就诊时的姓名、性别、年龄、婚姻状况、体重、身高等人口统计学信息。

（2）病史资料：既往史、个人史、家族史、手术史、现病史、查体等疾病相关信息。

（3）检验检查资料：实验医学科检验、放射检查、病理检查、超声检查、超声心动图检查、心电图检查、胃镜检查、纤支镜检查等就诊检查结果信息。

（4）病程资料：对患者就诊期间每天的病情描述和诊疗措施的日程记录，以及医疗关键事件记录。

（5）手术资料：对术前准备、术后康复、术中操作及手术过程的描述，以及麻醉记录的麻药使用、麻醉方式等信息。

（6）医嘱资料：诊疗过程中所有医嘱开具情况和执行情况记录，包括药品医嘱、治疗医嘱、护理医嘱、材料医嘱和手术医嘱等信息。

（7）护理资料：观察记录、生命体征等床旁护理信息。

（8）治疗资料：放疗记录、化疗记录、血液透析记录、康复理疗记录等记录治疗方案的过程信息。

（9）重症救治资料：重症病房治疗期间的所有床旁护理信息与治疗信息。

（10）影像资料：放射图片、超声视频、心电图图片、介入手术视频等检查与手术的图片和视频资料。

（11）组学资料：基因组学检测、蛋白组学检测等信息。

（12）外部资料：根据临床科研项目所获取的一系列外部数据资料，包括随访信息、户籍信息、运营商画像信息、疾控信息、气候信息、地理信息、医保信息、健康队列人群信息等资料。

4.信息化对临床科研的支撑模式

1）信息化支撑临床科研的传统模式

临床科研的传统流程如下：首先提出需要解决的关键问题，然后进行科研立项和设计，再按照设计方案进行项目实施并且持续关注实践结果，最后将科研成果应用于临床实践并展开后效评价。详细步骤大致分为选题、查阅文献、确认研究的变量、假设形成、科研设计、原始资料的收集、科研资料的整理和分析、撰写论文。在整个临床科研过程中，信息技术参与的步骤包括数据采集、数据加工和数据分析。

在数据采集阶段，传统信息化服务是针对用户的需求，到HIS系统、LIS系统、RIS系统等各系统中进行定制化代码开发工作，抽取出临床科研所需要的数据内容。为了减轻开发工作量，信息技术人员也会将常见的数据内容整理成一个通用的数据库，以此支撑日常大部分临床科研需求。但是由于临床科研目的不同，数据需求多种多样，信息技术人员颇感数据采集工作量大，而临床科研用户也抱怨难以获得想要的数据，不得已时还得多方搜寻数据、自行转录数据。

在数据加工阶段，传统信息化服务是数据工程师根据不同的统计分析方法，将获取的原始数据通过数据加工处理成便于统计方法运行的数据格式。在传统方式下，将整个临床科研的数据工作分段来看，一般数据采集占50%工作量，而数据加工占30%工作量，数据分析占20%工作量。

在数据分析阶段，如研究所用到的是传统的数据分析方法，可由临床科研用户自行用常规统计软件如SPSS等完成统计分析，输出结果，将结果融入临床实践进行解读。时常一项大型的临床研究的开展，需要统计分析

师根据对数据的了解和对临床科研目标的分析，选择最合适的统计方法，
进行统计算法编写，需要用到代码编写类的统计软件如R、SAS等。如果临
床科研课题需要进行数据挖掘算法开发，还需要算法工程师参与，这时候
一般使用Python等支撑机器学习的工具。

2）大数据支撑临床科研的新模式

传统的流程在数据采集、数据加工环节需要耗费大量成本和人力成
本，因此通过大数据技术解决数据集成和数据治理的问题，构建一套一体
化的大数据支撑临床科研平台新模式，打通临床数据与科研活动的壁垒，
让医疗数据触手可及，是大数据为临床科研带来的一种新思路和新方法，
如图5-2所示。

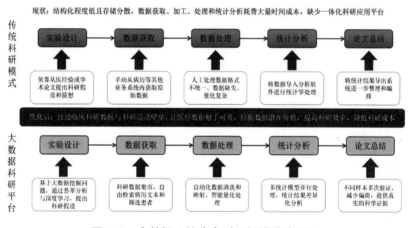

图5-2　大数据支撑临床科研新模式流程图

在新模式里，主体流程仍是实验设计、数据获取、数据处理、统计
分析和论文总结，但是其工作内涵已经有了非常巨大的变化。在实验设
计阶段，传统模式主要依靠从医经验或查询文献提出论点猜想；而新模
式下的假设观点可以是基于大数据分析后的问题发现来提出的，是围绕
"数据说话"的思路，基于数据挖掘的结论来提出假设。在数据获取阶
段，传统模式需要靠手工摘抄数据或者工程师定制开发代码提取原始数
据；而新模式的基础是大数据集成平台，在这个平台上数据已经准备好

了，科研用户只需要鼠标点选即可检索数据，这个过程的核心是数据集成开发的工作前移。在数据处理阶段，传统模式需要人工处理数据，存在格式不统一、数据粒度不统一、数据质量不优等问题；而新模式下，大数据科研平台会自动完成数据治理工作，即开展主数据管理、元数据管理、数据归一处理、数据标化、数据标签、文本解析、数据质控等工作，保证数据高可用，并提供数据智能转化、智能映射、智能量化处理等一系列处理工具，使得科研用户的工作变得轻松和简单。在统计分析阶段，传统模式是将数据导入统计分析软件进行统计学处理；而新模式下，大数据科研平台将所有数据挖掘算法和统计模型集成管理，科研用户可选择多个统计模型并行处理，将统计结果差异化分析，最终选择结果最好的模型进行使用，扩展了数据统计模型使用的丰富度。在论文总结阶段，无论是老模式还是新模式，最终的目的均是为了将发现结果反哺临床，优化临床诊疗行为。

二、案例分析

1.背景

某大型三甲综合医院是一所集医教研为一体的综合性研究教学医院，长期以来开展临床科研的方式是先由临床科研人员自行采集数据或由信息中心配合从系统采集数据，再由科研人员自行进行数据加工和数据统计工作。若有课题或项目的情况，课题组可以找到专人进行数据采集的工作，同时请专业统计人员进行数据加工和数据统计工作。

2.需求分析

对于需要自行完成数据工作的临床科研用户，需要投入大量时间和精力，不仅要承担数据采集的任务，还要学习医学统计方法、掌握数据加工的技术。对于有外部资源参与项目的临床科研项目，科研用户自身的实际工作量减轻了，可也需要付出经济成本，同时可能存在数据离院的安全风险。为解决上述问题且达到控制成本的目的，一种新的思路是借助大数据的手段构建整合全院数据的临床科研探索数据系统。

3.设计

为满足日益增长的科研数据需求，该医院设计了基于大数据平台之上的临床科研探索数据系统。系统的主要功能是通过构建科研专用数据集，辅助临床科研新方向的探索，形成医学知识模型，应用于临床业务系统，从而辅助临床支持决策。通过文本分析，结合现有结构化数据，建立患者通用数据模型，将患者就诊的绝大部分重要信息结构化，从患者就诊的角度构建可定制的"通用型数据集"，并建立相应的智能数据可视化工具、临床智能统计工具和挖掘系统，服务于多数临床科研及管理需要。

基于医院大数据平台的临床科研探索数据系统，可将临床科研涉及的数据集成、数据检索、数据项目管理、数据集任务管理、数据统计系统、数据挖掘系统集成在一起，支撑全院各临床科研用户在此统一平台上构建数据项目、病种库等，开展临床科研全流程的业务活动；支撑临床科研用户便利地进行研究课题的试探性挖掘；保障全流程数据流转都在一个平台上；支撑临床科研产出的知识成果的存储、发布、整合利用以及反哺临床业务。架构设计，如图5-3所示。

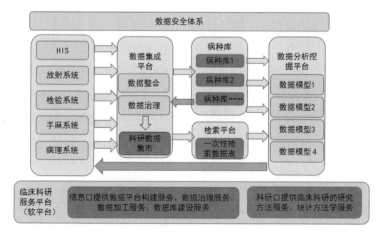

图5-3　临床科研探索系统架构设计图

临床科研探索系统的核心功能模块包括大数据检索模块、数据预统计模块、数据项目立项模块、数据集管理模块、数据挖掘模块。系统使用的流程如下：临床科研用户通过统一门户登录后，可自行录入检索式将进行了隐私化处理的脱敏数据资产中的各种维度进行检索查询，勾选输出的数据分析字段，得到检索出来的数据表，页面上可浏览查阅以判断是否是想要检索的病例资料；若检索式无误，可将输出数据导入至预统计系统，此时为了保证数据安全，系统支持将一定比例的脱敏病例数据导入到预数据统计系统，用户一键式点击"预统计"按键，通过系统预置的统计算法，用户可查看到检索病例的描述性统计结果，同时也可以自行使用系统中的统计功能进行统计分析，探索自己的专业研究点；若用户确认此数据结果，在系统中进行数据项目立项申请，走院内临床科研所必需的伦理审批、数据审批等办公流程，此时数据暂存到数据集任务管理文件云中；审批通过后，全量数据会被推送到用户工作站的数据集管理模块中，用户可将其导入到数据挖掘系统中，进行数据统计和数据挖掘。

4.实施部署

1）大数据检索

临床科研探索数据系统依托大数据平台的RDR作为数据源，经过数据治理、数据质量、同步增量等环环把控后的统一接口为临床科研探索数据系统提供数据支撑。

大数据检索语料库的构建是参照国际标准（如SNOMED CT、HL7、ATC等）、国内标准（ICD10、药典库等），建立临床病历分词的语料基础，再通过分词技术及词频计算，对实际数据中的就诊信息、医嘱、检查、检验、病理、病案、药房等文字性的源数据进行分析后，形成的符合院内实际专业语料库。

大数据检索模块使用SOLR等技术进行关键词匹配与搜索，实现了跨数据域、异构数据的快速搜索，支持多条件关联检索。系统提供表达式管理、高级检索、历史搜索表达式记录、搜索表达式保存和热词统计的功能。表达式管理提供搜索的历史表达式，便于检索；高级检索提供各种集合的混合多条件检索。

2）数据预统计

除了需要经过周密设计和实施临床研究，还需要规范的数据统计分析，才能得到可靠的结论。随着计算机技术和统计分析软件发展，统计理论和方法的发展也非常迅速。临床医师日常繁忙的工作使得他们少有时间系统化学习医学统计理论，不能及时了解一些实用、有效的新方法。

数据预统计系统通过集成医学统计中的实用模型，并通过方法推荐，实现数据预统计的快速落地，帮助临床用户鉴别出具有科研价值的研究方向。该系统结合常用的临床实验设计方向，自动识别数据类型，批量处理计算描述性统计量，设定统计参数，按照统计方法选择的原则，推荐相应的统计方法，通过事先集成的生存分析、二分类模型、重返模型等统计模型，计算出统计量、呈现统计结果。

该系统的建立，实现了强大的数据采集、数据清洗、数据源对接等功能，为探索统计提供了强有力的基础。大量的统计分析类的探索场景集成，也让用户轻松实现一站式真实世界临床研究。

3）数据项目立项管理

数据项目立项管理模块包括数据项目申请表单填写、项目需求评估、项目登记、项目审批、任务添加、数据上传、数据审核、数据归档等功能。

4）数据集管理

数据集管理模块主要包括搜索结果导出至病种库、搜索结果导出至系统数据集和数据文件管理等功能。其中数据导出信息提供智能导出、普通导出、下载功能。数据文件管理与医院文件私有云盘对接，项目生产的Excel、Word、PDF、CSV等文档可存入文件云。

5）数据挖掘

为实现数据挖掘过程的统一管理、挖掘方法的转化应用、挖掘环境的标准化，数据挖掘系统的建设是具有实践意义的基础性工作。该系统的建设核心在于提高挖掘工具的可及性、统一数据模型的管理、鼓励挖掘成果的共享。

该系统采用Tensor Flow内核，集成R、Python、SPSS、SAS等多种数据挖掘工具，为用户提供开发训练和部署推理全流程业务支撑。在开发训练方面，面向懂算法但对脚本语言不熟悉的用户，提供拖拽式任务流建模方式，即可以通过搭积木的方式构建自己的建模全流程；面向懂算法也会脚本语言的用户，提供Jupyter Lab在线编程环境，并集成了常用计算框架，方便用户在线运行及调试。在部署推理方面，为用户提供Tensor Board可视化服务，根据需要创建多个可视化实例；为用户提供通用的模型部署及上线服务，支持模型多实例部署，支持推理服务的在线测试等。同时数据挖掘系统搭建了数据模型统一管理系统，鼓励用户模型共享、算法共享。

为了有效地管理数据挖掘平台集成的计算资源、存储资源，该系统提供了集群管理、资源监控、多层级资源配额，以及工单管理等功能。通过有效灵活的资源管理，对用户的资源以及运行实例进行调度，监控训练环境CPU、内存及GPU的使用情况，保障资源的合理公平使用，提高了资源利用率，也协助管理员进行集群资源管理。

5.效果

基于大数据平台之上的临床科研探索数据系统已在某大型三甲医院成功上线实施，全院临床科研人员均可通过统一门户登录该系统进行数据探索，获得全院普遍好评，再度调动了医院科研人员的科研热情，对医院科研选题的创新性、科研能力的质效提升起到了非常有力的促进作用。这在国内都属于创新案例。该系统的建设思路和设计模式在国内属于先行创新案例，主要体现在以下几个方面：

1）丰富文本数据可被利用

该系统对临床业务系统中大量存在的临床文本数据进行临床术语识别与抽取。通过将中文临床术语向标准临床术语集SNOMED CT进行映射，以构建实际可用的中文SNOMED CT临床术语子集。其后利用规则分伺方法以及条件随机场方法，完成现病史信息中临床发现类术语的抽取，以及否定概念的识别。为科研数据中心的构建、数据挖掘提供了丰富的临床术语信息。

2）可视化的科研专用数据集

以往临床科研用户到信息中心提取数据时，不知道能获取到什么样的数据内容进行数据分析。用户将需求提交给信息中心后，工程师针对不同科研项目定制开发代码，其数据ETL过程、构建分析表的字段千差万别，不仅效率低下，也由于存在临床专业方面的沟通壁垒，时常拿到数据时才发现不是想象中的模样。该系统打破常规，基于长年来积累的数据服务工作经验，结合医院本身的业务活动和业务系统数据，构建了适用性极强的通用性临床科研数据集市。将所有临床过程数据资源先归集、治理和目录化，使得数据资产使用可视化，有利于信息本身所涵盖的价值被充分显现，让数据触手可及，打通了临床需求和信息技术的沟通鸿沟，更方便临床科研用户进行自主性的数据探索，为临床知识发现赋能。

3）高维数据的制备有利于临床科研新方向的探索

临床信息系统的广泛使用，使更多的日常医疗业务数据以信息化方式存储下来，于是更多的临床信息可被纳入研究。通过专用数据集的制备，为临床科研用户准备了前所未有的高维数据资产。

数据维数的急剧增加会导致"维数灾难"，维数膨胀给高维数据中模式识别及知识发现带来挑战，许多经典的低维数据处理方法在处理高维数据时存在困难，而且高维特征空间含有的冗余及噪声特征不仅会降低分类精度，还会大大增加模型的学习时间及复杂度。但同时，数据维度增加也带来了"维数福音"，高维数据中蕴藏着丰富的信息，为问题解决带来了新的可能性，例如某几个指标的组合可能对恶性肿瘤诊断分类具有更好的意义。因此，如何将高维数据表示在低维空间中，并由此发现其可能的内在关联是高维数据处理的一个关键问题。在对高维数据进行特征选择后，首先明确哪些特征与研究分类高度相关，算出量化结果。在挖掘系统中，通过机器学习的算法，将相关特征按权重由高到低进行排列，其中大部分指标应符合临床预期及经验；对部分不符合临床预期的指标应进行数据核查和文献查阅，如数据无误且文献报道较少但数据分析组间确有统计学差异时，很可能是新的见解被发现了，临床即可以以此为点去寻找新的科研方向。

4）将检索、统计和挖掘集成到统一平台

长期以来，临床科研用户到信息中心进行数据检索，提取数据后自行进行统计挖掘。其中，一部分用户自行完成统计挖掘工作，另一部分用户请外部专家辅助完成。从科研工作的角度看，由于将检索和统计挖掘工作分开，极有可能发生数据检索不全导致难以支撑后期统计挖掘的情况，或发生数据反复检索造成科研数据挖掘结果受影响的严重后果，也有可能发生数据泄露的风险事件。该平台创新性地集成临床科研所需要的所有工具和资源，打通临床科研全流程，包括数据检索、数据挖掘和数据统计等步骤，保证数据资源仅在该平台上流转，数据安全不离院；统计算法平台中的预制统计模型，持续性地因临床科研用户的共享而丰富，包括二分类预测模型、重返模型等，使得对统计学不精通的临床科研用户可以直接引用前辈们的知识经验，降低学习成本；挖掘系统中的机器学习算法模型，也可由数据工程师分享和共享，通过技术平台，医院打造知识资源共享氛围，有利于医院科研创新在前人的知识基础上更上一层楼。

5）数据挖掘形成的临床知识库反哺临床业务，辅助临床决策

用户使用临床科研探索数据系统的目标是发现临床研究点，产生临床知识库。数据挖掘的过程即是产生知识库的过程，而临床知识库需要应用到临床业务系统才能真正发挥作用，辅助临床提升诊疗水平。因此该系统也打通了数据模型回流临床业务系统的通道，使得数据挖掘系统上产出的临床科研成果反哺临床业务，辅助临床决策。

6）使用临床科研探索数据系统需要遵循的原则

数据安全一直是医院信息管理的重点。该系统在使用数据过程中，遵照以下五个原则：其一，患者隐私保护原则，在进行科研分析时，需要将患者信息脱隐；其二，防统方原则，涉及统方类的药品、高值耗材等数据，需走管控流程授权；其三，系统行为可追溯原则，任何数据操作，系统均有日志记录，根据监控行为，合理设置黑白名单，对于重要信息，底层数据操作人员也无法查阅；其四，数据资产本地化使用原则，将数据分析限于数据挖掘系统上使用，不出系统，若有特殊情况要导出数据，走管控流程授权，且产生的离线文件应有水印验证保护；其五，数据使用合法性原则，所有数据的使用均需通过伦理审批，即使是在脱隐情况下使用数据，也要获得患者的合法授权。

第四节 临床科研病种库应用案例

一、应用综述

1.临床科研病种库的含义

近年来随着大数据浪潮的到来，临床科研病种库逐渐被使用到医院的临床科研、数据收集和整理、随访等方面。围绕科研项目研究、病种研究、新诊疗方案研究等构建临床科研病种库，简称病种库。形成病种库后，常开展的科研分析包括病种诊疗研究、病种经济学评价、新技术新项目临床研究、新药临床试验和国家各类科研课题项目研究。

临床科研病种库一般针对各种特定病种而构建，涵盖了患者的一般资料、诊断治疗过程、后续治疗、随访记录和预后情况等。系统自动对疾病的发病、治疗、转归等进行数据采集，极大地减轻了医护人员在数据采集与录入上庞大的工作量，在推动临床科研的发展中展现了巨大作用。

2.临床科研病种库所需数据资料

临床科研病种库所需资料一般分为临床诊疗过程资料和出院随访资料。

1）临床诊疗过程资料

临床研究的最基本要素是病案信息，探索病因、病史、危险因素，研究疾病的诊疗方法以及评估防治效果都依赖于最原始的病案信息。病案信息记录了完整的诊疗过程数据，包括患者人口统计学信息、医嘱信息、用药信息、手术信息、检验检查信息、入院情况、病程记录和出院情况等。随着临床电子病历系统在医院应用的普及，越来越多的诊疗过程数据已直接在系统中采集和记录，可通过信息技术将其提取出来供临床科研利用分析，相比传统的在病案科翻阅病历转抄信息的方式可谓是信息技术带来的巨大变革，不仅减轻了医生的工作量，也提高了数据质量水平，提升了信息资源的利用率。

2）出院随访资料

由于电子病历（广义）中所记录的资料仅仅是一个患者在医院住院就诊期间的治疗情况，可对于临床科研来说还需要对患者全面而长期的追踪，以此评价治疗方案的效果或病种的生存情况等，因此随访是医疗管理后续的重要延伸部分。

对临床科研来说，最常见的是以病种诊断研究为主和诊疗效果观察为主的研究性随访，根据科研项目目标，事先确定随访患者范围、随访表单、随访频率和随访周期，按照制订的随访计划实施随访行为。随着语音识别技术的进步，目前已有AI随访方式开展工作了。

3.临床科研病种库的建设方式

临床科研病种库的建设原则需要遵循的是：符合疾病管理和医学信息管理等国际国内标准，满足该病种临床研究对当前和未来的发展需求，充分的数据共享以减轻数据采集的工作量。

目前，医疗机构有多种构建临床科研病种库的方式：围绕课题或个人各自为政，构建无数个独立的临床科研病种库；或者以医院或科室为单位，在大数据平台的基础上，构建统一的临床科研病种库系统。不同的构建方式各具特点。

二、案例分析

1.背景

某大型三甲综合医院是一所集医教研为一体的综合性研究教学医院，科研水平位居全国前列。长期以来，大多数科室凭借课题和项目的机会构建了仅能满足课题需要的一些独立封闭的科研数据库，当整个科研项目结题后，这些独立的为项目而构建的科研数据库进入尴尬境地，没有持续资金投入，数据库无人维护，同盟伙伴也中断了数据的录入，最终导致科研成本增加，数据资源、硬件资源浪费。

2. 需求分析

科研项目数据库需纳入医院统一管理，与此同时，在医疗信息化已经发展到一定水平时，临床科室工作人员已不愿意手工重复采集临床数据，希望直接从医院数据系统获取接口数据。为满足上述需求且达到控制成本的目的，一种新的思路是借助大数据的手段构建面向全院的基于整合临床诊疗过程的临床科研数据系统。

3.设计

搭建基于医院大数据平台的临床科研数据系统，将临床科研所涉及的项目管理、数据采集、随访计划管理和统计分析功能集成在一起，支撑全院各临床、医技科室在此统一系统上构建病种库、项目库、治疗方式数据库等，满足临床科室的科研需求，将科研数据统一管理支撑科研知识整合利用。

临床科研病种库依托大数据平台作为数据源构建项目级或者科室级的数据中心。其中大数据平台RDR整合了临床业务系统包括 EMR、

LIS、PACS、RIS、手麻、医嘱等子系统所有业务数据。经过数据治理、数据质量、同步增量等环环把控后统一接口为临床科研病种库提供数据服务。

4.实施部署

基于大数据平台之上的临床科研数据系统已在该院成功上线，这在国内都属于创新案例。信息数据集成工作由医院统一规划，临床科室主导实施具体科研病种库搭建。信息中心负责整合临床诊疗数据，开发临床科研所需的数据接口，再在此基础上培训临床科室使用科研项目管理模块、可配置的CRF模块、随访计划管理模块和统计分析模块。由临床科室自行在此系统上构建各自的科研项目数据库。迄今为止，累计使用科室数量达到了45个，用户达到了600多个，累计项目数量达到了110多个，入组病例数达到了80多万例。同时，也有多中心项目的开展，数十家医院参与共建临床科研数据库。

该系统的功能设计覆盖了临床科研中科研项目管理、事件流设计、CRF制作、科研数据采集、查询和导出等主要过程以支持临床科研的回顾性研究和前瞻性研究。该系统可以展示病种数据库中的所有病例数据，包含患者的诊疗过程中的完整维度数据；提供一套灵活强大的多维度数据查询筛选工具，用户可以对所有维度数据进行灵活地组合查询；对查询及筛选出的病例进行数据展示或者加入课题组；针对课题组关注的数据项，再使用电子CRF补充录入课题需要的随访资料；CRF表单录入完成之后，用户可自行选择需要的数据导出到数据挖掘系统的专业统计工具中做更深入的分析。该系统具有以下的特点：

1.全新的项目平台管理模式

系统支持同时对一个或者多个科研项目实施和管理，不局限于一个临床科室或者一个科研项目，可以实现对全院临床科研的集中统一管理以及单个科研项目的个性化支持。

2.全面的数据集成

系统根据整合数据资源目录，分为基本信息、就诊信息、诊断、手术、检验、检查、电子病历等。根据临床需求可在各分类下进一步细分，例如检验下有血常规、生化等分类，直到划分到最细粒度例如血红蛋白等，方便临床用户进行数据接口配置。科研医生不需要再重复查找和录入，极大地减轻了科研工作量，更能充分利用医院现有信息系统中的数据，避免产生临床科研的信息孤岛。

3.灵活的随访表单自定义

系统支持用户针对不同科研项目的需要，自行定义CRF表单，无须技术人员参与，支持多种数据录入方式和数据质量校验；实现个性化定制表单，提供文本、表格、单选、复选等各种表单元素；支持手动录入与自动采集共存。若患者数据存在于大数据平台中，则可通过配置外部数据接口，进行自动抓取填充。对于某些数据（例如检验），一个患者会有多条记录，可通过配置观测阶段关联事件节点时间自动填充指定的那条记录。除此之外，每个事件节点可关联不同的表单以采集对应重要的数据，最终目的都是为了得到一份干净、完整、高度科研化的数据。

4.便捷的患者入组管理

系统已与住院医师工作站、门诊医师工作站进行了流程与数据整合，当临床医生在医疗过程中发现满足科研准入条件的患者时，可以在医生工作站直接入组患者到本人授权内的科研数据库中，并且方便地加入随访列表。系统提供多种入组方式，包括但不限于HIS系统头菜单入组、手动入组、Excel入组、其他系统接口入组。除了与业务系统的打通融合，在大数据平台科研体系下的其他应用系统，例如检索系统、360°全景视图系统等，选中患者也可直接入组科研病种库。

5.便捷的随访计划和管理

系统可针对单个患者自定义设置随访时间和周期，也可批量制定计划；在工作台主界面有随访患者提示；将临床科研数据系统与临床工作站整合后，科研患者在随访期间到门诊就诊时，系统会给门诊医师提示"此患者为**项目随访患者"，门诊医师可直接在门诊问诊过程中完成系统随访表单内容填写。

6.便捷的事件流程管理

系统关键事件可以是某次随访，可以是某次就诊，甚至可以是某次服药或者某次手术等，灵活设置可支撑不同研究目的科研项目。基线参考点时间可自定义选择或者根据数据采集逻辑自动生成，再通过时间线串联各个关键事件节点，以更加直观的方式展示患者从研究开始到结束全程的状态转变。病种库每个项目可创建多个项目子组，每个子组都会对应一个事件流程模板。在组患者按照事件流程模板自动生成事件节点，根据不同的科研需求可选择不同模式的模板加以设计。

7.便捷的科研数据查询

科研医生可以按项目方便地将科研数据库中的数据按照需要的规则查询导出。不仅可查询项目内所有表单、所有病例的数据，还可查询表单字段外RDR病例数据。查询筛选和查询结果的定义支持动态配置，即所有字段既可以作为条件也可以作为结果。查询出来的数据可以导出到 Excel 文件中或者其他对接系统中。常用的查询记录支持保存功能，下次做同样的查询只需选择已保存的查询，点击查询便可。查询出的数据可直接导入大数据平台的数据挖掘系统进行科研统计和模型开发。

8.灵活的用户权限分级管理

系统可对用户进行权限划分，分为项目管理员、项目组用户、普通用户。其中项目管理员具有最高权限，具备事件流程设计、系统对接入组、表单设计、用户组管理等权限。项目组用户具备项目子组级别的病例浏览等权限。普通用户仅具备数据录入以及查看自己录入病例的权限。除此之外，增加工作量统计界面以统计项目组下各用户工作量，以更好地管理整个科研工作组。

9.可支撑多中心项目开展

先进的系统B/S架构，除了支持本院临床科室间共建科研数据库，还可以部署到互联网，支撑异地多中心科研项目的实施和监督管理。但由于异地，各分中心信息系统不一致、数据结构不一致、厂商不一致等种种问题，多中心平台的外部数据接口配置难以实现，无法实现自动采集数据，更多的是通过各分中心用户的手动录入以及Excel导入来完成数据填写。

10.基于临床科研数据系统的检索查询和分析挖掘系统

当全院科研应用都整合到临床科研病种库系统时，此系统集成的数据不仅能支撑单科室、单项目的科研统计分析，也能实现基于全院的病种统计和其他各类科研统计。在此基础上构建临床科研信息检索查询系统和分析挖掘系统是解决大大小小科研数据需求的最佳方案，以患者身份证号作为主索引关联各科研项目数据库的数据以及临床诊疗数据库的数据，整合存储，在保证主要关键检索词都已结构化存储的条件下，即可实现按关键词交叉组合查询，提取符合条件的患者资料，再集成数据分析和数据挖掘的基本工具，即可将符合条件的病例资料进行统计和挖掘，常用的统计模型和挖掘模型还可作为知识存储到知识库，作为知识积累和传递的途径。

11.效果

基于大数据平台的临床科研病种库系统在国内的建设尚处于创新，充分利用了医疗卫生信息资源，建立以病种为中心的临床信息整合及分析的解决方案，实现了医疗卫生机构的科学化、现代化管理，为临床科研数据应用提供了强有力的支持。系统搭建后各临床科室的积极性都很高，已经进入系统的临床科室对系统反响很好，临床数据接口集成的方式大大减少了医生临床数据采集工作量，并保证了数据质量。

临床医生工作站整合应用的方式使临床和科研工作更趋于一体化，但同时也反映出几点难题：多科共建临床病种数据库在相关科室之间还较难达成共识，这需要医院层面给予一定的激励政策或者通过科研成果共享的手段去促进其积极性；不同临床科研项目的随访数据还未能实现整合利用，这不仅需要统一科研数据的设计标准，也需要集成各科临床专家的智慧形成统一的应用数据模型。

系统在为临床科研提供有效服务的同时，也还存在一些不足。第一，内部临床业务系统结构化程度不够，诊疗记录及医技报告大都是以大段文本的格式存储，不同医生的写法不同，字符格式不同，使得对核心字段的统计提取成为难题。无论将前端业务系统进行结构化改造，还是通过NLP技术采用人工智能的方法进行后结构化处理，都需要临床专家的参与。第二，还未能结合移动端进行系统部署，主要包括对医生的移动端随访录入和患者的移动端随访数据填写。

下一步，临床科研病种库需更加趋于智能化发展，多中心多语言版本配合高度结构化的自动数据采集，结合人工智能的机器人数据录入、智能随访等，使临床科研用户得到数据质量更高、数据范围更广、数据获取更易的科研数据，让医疗大数据发挥其真正作用，实现医院整体临床科研水平的提升。

第五节　患者全程管理应用案例

一、应用综述

全病程管理服务模式最早由Thornicroft提出，目前已在国外医疗卫生领域已发展得比较成熟，是在医疗精细化管理服务过程中被实践证明行之有效的医疗服务创新模式。全病程管理服务是通过对门诊和住院患者从患者入组、院前准备、入院评估、住院管理、出院准备、MDT会诊、院后随访由项目组专病管理师介入跟进，实现患者院前、院中、院后的持续性的健康照护，形成全程闭环管理的新模式。广西医科大学建立起乳腺癌输液港患者的全程管理模式，提高了输液港患者管道留置期内的安全性和有效性，降低了相关并发症发生率，提高了患者的治疗满意度；第三军医大学也尝试自主建设了智慧护理信息系统贯穿了医院的全程护理，从门诊入院办理延展到出院随访管理，提高了护理效率，缓解了医院医疗卫生资源紧张的状况。

二、案例分析

1.背景

随着工业化、城镇化、人口老龄化进程加快，我国慢性病患病人数也呈逐年增长趋势，常见的心脑血管疾病、癌症、肺部疾病、糖尿病等引起的健康问题日益突出。据统计，在我国慢性非传染性疾病导致的死亡人数占总死亡人数的88%，导致的疾病负担占疾病总负担的70%以上，人民对专业护理需求日益增加与缺少定制化的患者管理流程的矛盾越来越突出。近年来，大数据时代带来的信息驱动，给医疗健康领域带来重大的变革，基于信息技术手段的健康管理系统使患者获得方位的全程管理成为可能。

某大型三甲综合医院经过多年的学科建设和发展，已经建成了覆盖高血压、糖尿病、肺结节、肾病、肿瘤等学科治疗和服务体系，为对这部分需要长期看护的患者提供了专业化的就诊和医疗服务。该院患者全程管理系统旨在建立标准化、信息化、流程化、科学化的可视化管理服务平台。该院所倡导的患者全程管理系统，整合患者在本院及医联体就诊的所有资料，在院内大数据平台的基础上，提供包括患者入组评估、院前准备、MDT会诊、住院管理、双向转诊、院后随访及远程健康管理的业务支持，串接院前、院中、院后的完整健康管理产业链，建立一套科学化、流程化、信息化的患者全程管理系统，使患者得到无缝式的医疗和健康照护。

2.需求分析

目前对于患者的医疗服务大多集中在患者的住院或门诊期间，且多为单一模块和碎片化的就诊信息，患者离院后的医疗护理服务往往会被忽视。医院现有的慢病系统仍只是停留着某类专病的看护或患者的某次就诊行为，并没有形成患者全生命周期的管理服务，其随访规则和目标只能服务于某些科研需求，并不能满足大多数患者和临床医生的需求。当患者在医院体检或其他情况发现身体存在问题时，缺乏系统的全程诊疗流程，需要重新挂号就诊。若患者在本院或医联体以外的医院产生就诊行为，整体属于一个被动就医状态，这部分就诊信息难以获取，导致对患者整个生命周期的管理变得难以实现。其可以具体为以下几点：①临床随访工作量大，效率低下；②随访工作烦琐，数据采集困难；③缺乏统一管理，患者流失率较大。

近年来，大数据时代带来的信息驱动，给医疗健康领域带来了重大的变革。为了给患者提供更加贴切的医疗健康服务，提高护理服务效率和质量，依托互联网技术，该院建立了患者全程管理系统，实现了患者从疾病诊治、愈后到随访各阶段的全程看护。

3.设计

患者全程管理系统在医疗政策意见的指导下，积极吸收医生和患者建议，在患者、医护、医院管理三个层面提供了高品质、高效率的全程护理信息。

患者层面：建立完整健康档案，方便患者就医时与医生沟通；建立绿色就医通道，能够及时接受相关的治疗，减少就医难困境，提升就医满意度；手机短信和APP上及时接收随访相关信息，接受疾病相关的健康教育信息和相关的疾病状况评估表单，及时了解自己的身体健康状况。

医生层面：解决患者出院后健康问题，增加回访及时性，实时发现其自我照顾能力缺失，予以指导或建议；协助慢性需康复患者转诊至康复医院减少非预期延长住院，达到急性床位合理运用，从而降低平均住院日；随访管理增加患者对医疗服务的满意度调查，继而增加患者回流机会；出院患者的健康问题能够完整且连续性被照护及关照；患者医疗愈后系统化追踪，扩展科研数据资料。

医院层面：医疗、非医疗服务流程优化，提升患者就医满意度、医患友好度；病种管理提升治疗计划明确性，减少非必要留院，提高床位周转率；全病程服务流程提升工作效率，实现人力的有效分配，并兼顾医疗质量。此外，在系统主界面展示项目组相关的管理分析报表，其中包括各科室项目组的开展情况，查看入组患者的随访记录及进程，生成月报表、季报表、年报表，并以图表的形式显示分析结果（以随访表单填写内容为主），方便医院管理者进行决策分析。

4.实施部署

建设患者全程管理系统（PC端+移动端）、EDC系统，形成患者从自然人—发病前期—发病就诊—院后随访这样一个全生命周期、全覆盖、全方位的管理服务体系。系统实现了与院内患者360°全景视图系统、科研数据检索平台、患者标签系统、患者主索引系统、患者主数据、元数据系统等各系统的联通。数据底层依托于院内大数据平台，整合了院内和医联体HIS、LIS、PACS等专科系统以及EDC自然人群队列数据，并实现数据的实时更新。在患者全程管理系统的支持下，极大地提升了患者就诊满意度和医院医疗质量，系统架构设计图，如图5-4所示。

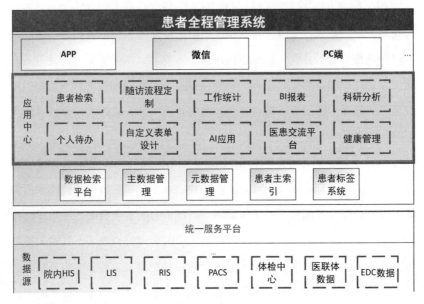

图5-4　患者全程管理系统架构设计图

1）系统总览

系统总览模块：支持查看患者总数、新增患者、已随访患者、待随访患者、计划随访人数、随访逾期患者、转归患者、患者移动端活跃度以及与上月相比的数据升降幅度；支持查看随访患者，最近随访人数和计划随访人数；新增/转归患者，最近12个月新增患者、转归患者数据展示；医护工作量数据展示，今日已随访患者、随访节点排序、新增随访、专病管理师排序。以上都能以报表形式做可视化指标展示。

2）患者筛查入组

支持四种方式的患者入组。HIS系统推荐入组：患者在门诊就诊或住院过程中，若适合纳入全程管理，以对患者实施更全方位的照护，由医生向患者发起邀请入组，加入患者待入组界面。当患者同意后，填写知情同意书后入组对应项目组由专病管理师统一管理。患者的筛查入组，在患者全程系统患者检索界面，输入特定筛选条件，如患者诊断、手术等信息，可以检索出本院和医联体医院所有符合条件的患者，由专病管理师对符合入组条件患者发起邀请，加入项目组进行统一管理。指定患者入组，若专病管理师知道患者在本院或医联体医院的相关登记号，可以输入登记号指定患者入组；若存在未就诊患者则手动输入患者身份证号等基本信息，完成患者入组。对于某一批项目组患者，可以通过Excel方式批量导入患者登记号，完成患者入组。

3）随访跟踪

患者愈后的随访工作逐渐成为临床工作的重要组成部分。针对不同项目组患者，需采取不同的随访方式及干预措施。患者愈后需要制订随访计划并根据计划进行跟踪管理，系统支持随访计划制订，到期需要随访的患者，系统会自动提示专病管理师完成随访。专病管理师可以便捷获得随访对象的实时动态（包括在院或离院等）、有效指导患者的健康行为；同时也能让随访对象便捷快速完成随访（以电话随访的方式），及时获得病情反馈。

随访的模式包括统一随访和自定义随访。统一随访即对于同一项目组患者按照统一随访模板制定随访节点，整个项目组的患者按着统一的模式进行随访流程；自定义随访是可以对特定患者制定个性化的随访流程，动态地添加随访节点，以更好地帮助患者的病情恢复。在随访模块中支持自定义随访表单模板的编辑管理、全院级用户管理、权限分配，以及随访计划制订、提醒及随访数据审核等功能。患者随访信息的获取包括两种方式，一是在大数据平台底层通过科研数据接口自动获取，如患者门诊或住院病历、检验检查结果；二是手动填写随访表单模版中的自定义项目。全程系统支持通过随访表单来自动生成随访报告，自动同步到患者的健康档案，并可方便地查询历史随访报告，对比随访数据差异。

4）科研支撑

系统根据不同临床科研人员相关科研项目或专项需要，提供定制化的数据库支持，支持在线量表问卷、病例查询、专科随访，自动同步患者在院和医联体的就诊数据。在数据挖掘平台，提供SPSS、Python和R语言相关的数据统计和数据挖掘模块，并为相应科研人员建立科研云服务平台，提供算力支撑和可视化界面操作，可高效开展大规模人群风险筛查和跟踪随访工作。科研项目立项后，支持的管理流程包括建档、评估、签订知情同意书、自定义表单设计、患者数据自动抓取、数据统计及导出等。

5）智能分析应用

智能分析应用是个不断发展、完善的过程。结合大数据及AI技术，系统提供模块化管理方法，不同算法可以异步加载，使得智能分析能力不断增强，包括疾病风险预测、健康风险评估、随访计划制订、管控方案建议、智能预警等方面。

评估患者目前存在的身体情况及疾病发展相关的危险因素，主要包括：长期监测评估，可以对患者给出分析对比评估，以了解其疾病控制及发展情况；评估疾病的并发症及预后的发展和状态，如高血压的危险分层、肺结节患者的癌变风险和血脂异常的ASCVD的发病危险等；评估其未来患病（高血压、糖尿病、缺血性心血管病、骨质疏松等疾病）风险（危险等级或危险分数）。常见危险等级是低危风险、中危、高危风险。

5.效果

经过一年多时间的建设和摸索，患者全程管理系统已经建成了覆盖高血压、糖尿病、肺结节、肾病、肿瘤等多学科的治疗和服务体系，对这部分需要长期看护患者提供了专业化的就诊和医疗服务。大数据平台目前已完成了患者大部分医疗信息整合，并以此为基础来推动患者全程管理平台的建设，对患者形成入院前、院中到出院后的一个全方位、连续性的完整照护，同时结合医联体相关医疗资源，提供患者的定期随访、病属家属照护信息及支持，达到计划性回诊及治疗，来提升患者就医满意度。

随着全程随访管理系统在医院的推广，目前已有初步成效：

（1）全院大部分临床科室都有随访的需要，但各科室的需求又有所不同，该系统提供了多种患者入组方式和灵活的随访流程配置和问卷设计方式，可以最大限度地满足全院各个科室的需求并且互不干扰，通过项目组建设的方式快速开展随访工作选择患者。

（2）以患者为中心，组建专业化的团队为患者提供诊断、治疗、调剂、营养保健、卫生教育、照护、康复及后勤等全程、全方位服务。通过建立信息化、流程化、科学化的互联网医疗管理平台，对不同身体状况的患者提供个性化的健康服务，可大大缓解信息不对称问题，提高了随访效率，减少了资源浪费，优化了用户体验，同时也增强了优质医疗资源的及时性。

（3）在患者全程背景下，借助大数据平台，患者全程管理系统将通过对接医联体医院患者的就诊信息，实现区域数据互联互通，实现医院优质医疗资源下沉。构建面向人群、覆盖生命全周期的防、治、管相结合的工作体系和服务体系，切实缓解居民看病难、对口医疗机构资源匮乏的问题，使更多的患者享受医院同质化医疗服务。

第六节 影像大数据应用案例

一、应用综述

近年来，随着医学影像技术的快速发展，医学影像分析步入大数据时代。如何利用海量而复杂的影像数据为医疗领域带来新的机遇成为当前医疗机构、科研和产业共同关注的焦点。

临床中常用的医学影像包括CT、MRI、PET–CT、X射线、超声等。

医学影像作为科学直观的医学诊断依据，其包含了大量的反映人体健康水平的信息，在临床中参与了大部分疾病的诊断和评估过程，但目前对于影像数据的分析还是极大地依赖医生的临床经验，易受主观因素的干扰且效率不高，影像诊断压力较大，寻找包括计算机辅助诊断在内的其他途径来帮助理解医学图像具有极大的现实意义。传统AI技术提取浅层特征的图像分析方法很难满足临床的要求，一方面是医学图像数据维数更高，数据结构更加复杂；另一方面是医学影像大数据更加分散，常常需要整合不同系统的信息。深度学习技术是AI技术中的新领域，旨在通过模拟人脑自动地学习数据各个层次的抽象特征，通过多层非线性变化，从海量数据中自动提取影像特征，效果远远优于传统方法，利用深度学习技术与医学影像结合已经成为医学领域的研究热点，其主要包含影像分割、疾病辅助诊断和检测、病变识别等一系列方向。

（1）医学影像分割是医学影像处理与分析领域的复杂而关键的步骤，其目的是将图像中具有某些特殊含义的部分分割出来，并提取相关特征，为临床诊疗和病理学研究提供可靠的依据，如肿瘤分割，可以帮助外科手术确定肿瘤的确切边界，从而指导手术切除。利用深度学习中的GAN技术，Singh V等人提出了一种乳腺肿块分割方法，通过网络模型不断学习肿瘤的内在形态学特征，不断进行影像分割，最终在乳腺钼靶数据库中获得了较好的分割效果，为临床应用打下了基础。

（2）智能化的疾病辅助诊断和检测系统不仅能帮助缓解专业医师紧缺的现实问题，提高就诊效率，更能在一定程度上促进社会整体医疗水平的提升。深度学习技术在医学辅助诊断方面的发展引起了医疗领域的广泛关注。研究者建立了多卷积层和池化层的简单卷积神经网络CNN，在公开的ADNI数据集中得到阿尔茨海默病患者、轻度认知障碍患者以及正常对照组的MRI影像，作为训练数据输入卷积神经网络中，其卷积层可以在训练过程中自动提取MRI的相关影像特征，避免了传统机器学习方法手动提取图像特征，其最终识别率达到92.87%。这可以帮助临床对阿尔茨海默病患者进行早期诊断，从而对其进行预防治疗，提升患者诊疗效果。

（3）病变识别是AI技术在医学影像上的重要应用之一，目前在临床上，很多发病部位的检测都是由医师进行肉眼判断，在遇到一些难以观测的部位如肠胃、肝脾的时候就会对识别带来极大的困难。通过深度学习技术能够快速地处理我们的影像数据，通过模型来识别异常部位，可以降低病变发生的概率，同时可提高医生诊断的准确率和效率。Chakdar等人利用深度置信网络在子宫抹片上实现了对低级别鳞状上皮内的病变识别，可以为宫颈癌患者提供早期评估和预防提高其诊疗效果。

二、案例分析

1.背景

偏头痛是急诊科最常见的病症之一，其频繁的发作更是严重影响了患者的正常生活。由于缺乏客观的生物学标记物，且偏头痛的症状十分复杂且难以评估，目前对于偏头痛的诊断还都必须依据临床症状及评估量表，当患者不愿或无法明确向医生阐述自己的病情时，这种主观的诊断方法就难以获得足够的诊断信息，而且大部分医院的综合医师缺乏相关精神专科知识，偏头痛患者常常被忽略或漏诊，这严重影响了患者的正常工作和生活。目前亟须探索相对客观的方法来对偏头痛患者进行辅助诊断，以提高患者的诊治效果。临床上常用的影像辅助诊断方法是Rs-fMRI，其可检测患者自发的大脑活性强度，但传统的MRI影像数据分析方法都是基于组水平的统计分析方法，不利于个体水平的诊断治疗，这就导致研究结果对临床诊断的贡献十分受限。本案例尝试将AI技术引入到偏头痛患者的研究和诊断当中，构建辅助诊断系统，从而真正帮助提高临床诊断水平。

2.需求分析

基于AI技术中的深度学习算法设计针对偏头痛患者的辅助诊断系统，利用该系统提供相对客观的诊断标准，能够对患者提供即时的病情诊断和分析，在发病早期及时采取相应的治疗措施，以提高偏头痛的诊治效果。同时通过深度学习技术结合医学影像领域，可以为患者提供更加精细化的诊断和个性化的治疗方案，在一定程度上也可以减轻医生的工作量。

3.设计

该研究的影像数据来源于该院统一影像云系统，其患者的临床数据通过大数据检索系统获取，在检索首页通过输入表达式：*偏头痛*[诊断.院内诊断名称]，得到符合条件患者信息。经医院伦理委员会批准后，得到患者同意后，进行后续研究。其中健康对照组用HC表示，共28人，偏头痛患者共36人（其中有先兆症状的偏头痛患者用MWA表示，共21人；无先兆症状的用MWoA表示，共15人）。对三组样本的年龄、性别等进行统计检验，其P值均大于0.05，无明显统计学差异。

4.实施部署

1）数据预处理模块

在数据挖掘系统搭建数据预处理模块：在对MRI数据进行分析前，通常都会对MRI数据进行预处理，检测和修复被试者数据（包含患者和非患者）在采集过程中产生的差异。其主要流程为：初始时间点剔除、时间层校正、头动校正、空间标准化、平滑处理等。

将预处理后的MRI图像作为卷积神经网络的输入，数据挖掘系统集成了Python的各种工具包如神经影像学领域的Nibabel，可以将MRI数据转化为2D的图像矩阵，以及图像处理常用的Open CV工具包，以便于对图像进行增强处理，整个数据流向架构图，如图5-5所示。在训练过程中，我们将三组样本中80%的个体（51个样本）作为我们的训练集，剩下的20%作为测试集，这样可以保证训练集和测试集之间的相对独立性。在数据转换过程中，总共收集了5 760张图像，其中MWoA的有1 890张，MWA有1 350张，正常人图像有2 520张。此外，还收集患者在院内各系统之间的结构化数据（电子病历、检验检查等信息）等作为补充特征传入模型，来提升分类准确率。

实验过程中总共进行了三组分类识别的实验，分别为健康对照组与MWA和MWoA三分类识别实验、MWA和MWoA患者的二分类识别实验、健康对照组与所有偏头痛的二分类识别实验。

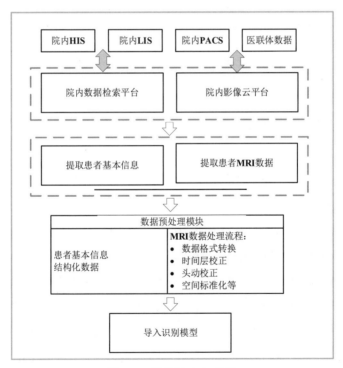

图5-5　数据流向架构图

2）基于数据挖掘系统的卷积网络模型搭建

数据挖掘系统可以提供相关的深度学习环境和算力资源（内存和

GPU），其集成了Tensor Flow和Pytorch开源框架，并以可视化的形式来简化整个模型搭建过程，如图5-6所示。

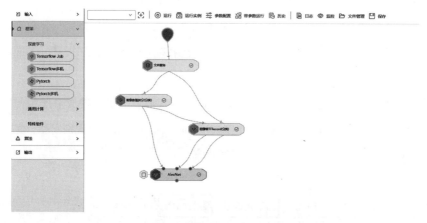

图5-6　数据挖掘系统可视化模型搭建图

在分类识别实验中搭建基本的AlexNet网络，其模型结构依次为3×3的卷积层和2×2的最大池化层、2个3×3卷积层、1个2×2的最大池化层、Dropout层、1层全连接层、Softmax分类器，实验中针对复杂的MRI数据，在每一卷积层后加入ReLu函数作为激活函数以此来达到在卷积神经网络中引入非线性因素和提高卷积神经网络解决复杂数据的能力。在训练过程中，分类模型采用了Soft Max交叉熵作为损失函数，利用Adam算法作为模型的优化器，使得模型分类准确率逐渐提高，趋近于模型的真实参数。在模型中通过直接将MRI数据预处理后的PNG图像作为卷积神经网络的输入，利用卷积神经网络强大的特征自提取能力，避免了对原始图像手动的特征提取。而对于深度神经网络而言，偏头痛MRI数据其被试样本有限，数据集规模较小。为了避免模型的过拟合，本案例在全连接层使用了Dropout技术。在训练阶段，通过随机概率P（0.5）来忽略全连接层神经元的节点个数，从而减少模型的训练参数，使模型不会在训练中过于依赖某些局部特征，最终得到的模型的泛化性更强。经过最后的全连接层得到模型输出结果。数据挖掘系统通过接入Tensor Board来支持训练模型的相关可视化操作，其模型框架如图5-7所示。

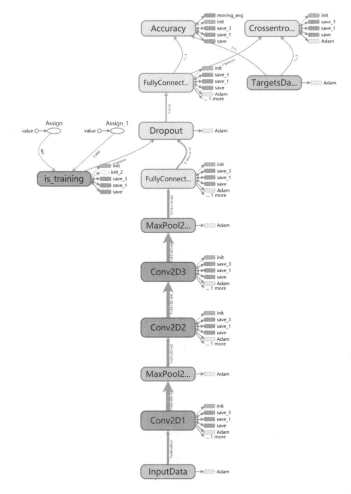

图5-7　卷积神经网络结构图

5.效果

经过多次训练后，其模型在训练集和验证集上的准确和损失曲线，如图5-8所示，可以看出使用卷积神经网络结合偏头痛患者预处理后的MRI影像可以得到较为不错的分类识别结果。

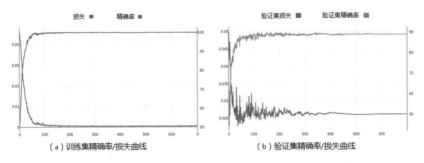

（a）训练集精确率/损失曲线 　　　　　　　（b）验证集精确率/损失曲线

图5-8　评价指标迭代图

在传统的分类模型基础上，为了给偏头痛患者提供更加精细和准确的诊断，我们分别尝试了HC和偏头痛患者，HC和偏头痛两种亚型，偏头痛亚型之间的分类比较，三组分类模型都得到了较好的分类结果，但其中MWoA和MWA中的识别效果相对较低，这可能是因为偏头痛亚型之间的特征较为相似，导致其分类较为困难，可以看出深度学习算法为偏头痛患者的准确诊断提供了一定的结果支持。为了提高模型的准确性和可复现性，我们对模型使用了交叉验证（3-fold）的方式进行了检验，检验结果如表5-1所示。

表5-1　交叉验证结果表

Run	实验组	准确度 / %
Run1	HC vs. migraine	90.38
	HC vs. MWoA vs. MWA	90.31
	MWoA vs. MWA	89.77
Run2	HC vs. migraine	88.07
	HC vs. MWoA vs. MWA	88.81
	MWoA vs. MWA	87.44
Run3	HC vs. migraine	89.25
	HC vs. MWoA vs. MWA	89.69
	MWoA vs. MWA	86.13

　　本案例检验了深度学习框架的分类识别能力，利用卷积神经网络结合患者头部MRI影像数据来识别偏头痛患者，最终可以得到一个较好的分类表现。卷积神经网络的网络结构深，通常有多个隐含层，充分利用中间隐含层的非线性神经元结点，卷积神经网络可以自动提取到偏头痛患者和健康对照组的MRI图像的全局特征，使得整个模型对偏头痛患者和健康对照组的MRI图像分类更加容易。将分类模型嵌入本院HIS系统中，可以对某些无法准确诊断的偏头痛患者采集脑部MRI数据，经过数据预处理模块，最后对偏头痛患者进行自动地分类识别，在一定程度上可以辅助临床医生做出更准确和更有效的临床决策。

　　偏头痛患者的临床症状复杂多样，其诊断主要依赖于医生的主观判断，导致部分患者没有及时得到有效的救治。基于AI技术的辅助诊断模型，不仅可以大大降低偏头痛患者的诊断成本，而且可以实时获得更为标准的诊断结果。此外，该模型可以通过大数据平台统一服务管理封装成服务，被院内大部分应用系统（主要是HIS系统）调用，真正为患者和医师带来便利。

第七节　药物大数据应用案例

一、应用综述

　　近年来，随着大数据技术在各行各界的广泛应用，其潜力也在医疗健康领域得到发挥，比较常见的如在药物研发、疾病预防诊疗和个性化医疗中的应用等。在药物领域中，由于真实世界中临床用药的复杂性，更需利用大数据技术，通过挖掘各种数据源去识别药物与不良事件、诊疗结局等事件的关联性来发现潜在的危险因素并建立CDSS，最终达到降低患者医疗成本、减轻患者医疗痛苦、提升患者诊疗效率的目的。

　　在美国，Sentinel是美国药物管理局于2008年开发的一种上市后监测系统，截至2018年，已有超过3亿人的医疗数据。所有数据都是根据通用的数据模型收集和统一的，这样可以通过一个协调中心进行管理并对数据进行说明，构建了宝贵的药物大数据资源池。随着对复杂数据分析能力的提升，针对药物大数据应用前景正在从基本的描述性分析转向预测分析和预测模型的方向。例如VigiBase中的VigiRank，为基于药物警戒中新兴安全信号的数据驱动预测模型。目前已被用于在儿科人群中检测最终验证的安全性信号，同时也应用于预测恶性血液患者服用利妥昔单抗后的不良反应。

近年来，我国也开始逐步建立跨区域的药物大数据网络平台。2017年，重庆医科大学成立了首个医学大数据研究院，收集了1 000万余名患者的健康档案和电子病例数据，对药物上市后安全性监测进行研究，并先后参与了由国家药品不良反应中心牵头的"基于医疗大数据的药物性肝损伤分析及应用技术研究"课题与注射剂过敏反应主动监测等研究项目。

综合来说，新兴药物分子的商业化发展迅速，老年人群用药繁多，越来越多的中草药和膳食补充剂被结合到处方药物治疗和消费者自我健康管理中，用药繁多且杂乱导致药品的不良反应也会越来越严重，因此对药物大数据的分析与建立药物CDSS系统已经刻不容缓。

二、案例分析

1.背景分析

高血压是常见慢性病之一，其基本定义为收缩压大于等于140 mmHg[①]或者舒张压大于等于90 mmHg。2010年，我国约有1.3亿高血压患者，到2018年高血压患者数量已攀升至2亿多。统计显示，随着人类生活水平的提高，高血压人群逐年攀升。根据中国的一项流行病学调查，在92个城市中排名前三的医院，高血压患者的依从率为30.6%，血压控制达标率

———————————

①mmHg为医学常用术语单位，1 mmHg=133.322 4 Pa。

44.6%，普遍控制效果较差。目前治疗高血压的主要途径为药物治疗，大多数研究表明，控制高血压可以显著降低高血压相关心血管疾病的发病率，并显著降低经济负担。因此高血压药物的相关数据分析更显得至关重要。

某大型三甲综合医院利用大数据技术整合了HIS、LIS、RIS等多个业务系统数据，通过构建RDR为本案例提供了宝贵的数据源，无论有效或效果不佳的药物治疗方案和患者因素都被记录在其中。该院药学与信息团队期望通过有效的数据挖掘手段对药物大数据进行挖掘，以从数据驱动的角度来挖掘新知识和建立预测模型。

2.需求

在实际的高血压临床治疗中，每个患者的病因、症状、药物组合均存在一定差异。各种因素综合起来，使得临床医师难以对每一位患者给出最佳药物治疗方案。流调显示，高血压患者的血压控制达标率仅为44.6%，充分证明仍然没有找到最佳药物治疗方案。至今，寻找到有效的高血压患者给药方案仍然是世界各国大成本投入的研究课题。

3.设计

高血压患者药物方案组合非常复杂。它可以是单药物治疗、双药物联合治疗、三药物或者更多种药物联合治疗。该研究团队目前只对5种使用最普遍的单药物治疗方案进行了分析，在未来可以将更多的用药方案添加至数学模型来完善辅助诊断系统。

因此，该团队拟为高血压患者给药提供一个新的研究思路，即通过大数据平台数据检索系统检索患者数据，通过数据挖掘系统建立分析模型，对使用各种用药方案的患者进行数据挖掘，找到影响用药方案成功率的关键特征。通过对这些关键特征的临床解释，定位各个药物方案的适用人群，最后通过预测模型，构建辅助给药系统。本案例的研究方法，不仅仅适用于高血压患者的辅助给药，还可拓展至糖尿病、心力衰竭、肺炎等常见疾病的辅助给药。这些研究的最终意义都是为了减轻患者痛苦，提高医疗质量，节约有限的卫生资源。

4.实施部署（数据挖掘系统的应用）

1）临床数据源抽取

数据源为某大型三甲综合医院2010—2020年所有住院患者数据。根据研究目的，通过临床大数据检索系统，筛选院内所有诊断包含高血压关键字的患者，共计15万例。经伦理审批后，导出大数据平台RDR中的相关病例脱敏后的数据，包括诊断、基本信息、检验、医嘱、体温等。

2）数据清洗

临床大数据检索系统检索出数据后，将数据导入数据挖掘系统，通过数据挖掘系统中集成的Python开发环境进行数据分析。15万例患者中，纳入条件为有检验记录、有服用抗高血压药物且为单药物方案的患者，排除特征测量不齐全、有利尿剂影响的患者，共入组2.4万患者。紧接着对其进行数据清洗，主要包含了异常点检测、重复行删除、不规范值修正、离群点删除以及数值归一化，筛选出2万例患者的数据，最终统计各药物的使用情况，选择使用频次前5的药品进行数据挖掘，这里暂列为A药、B药、C药、D药、E药。

3）关联方案制定

通过临床大数据检索系统，导出了患者的用药、检验、基本信息等。但由于血压、用药、检验都存在多次测量多次使用的情况，故还需根据研究目的去组织数据。基于药物研究目的，需以药物表的时间线为基准线。以一个患者为例，取他某次服药治疗过程中最早用药的那次时间为基准时间线，即刚开始服药的时间，然后抽取特征表中时间距离这个基准时间线之前最近的那一次测量特征值作为条件属性以准确代表其服药前的生理状态，因此特征数据都是服药前的。在抽取血压表中时间距离这个基准时间线之后5天内高血压测量的平均值作为决策属性。由此将一个患者的相关数据整理为一行具有临床意义的数据。

4）基于统计分析的特征分析模型建立

基于描述性统计的可视化是对原始数据最直观的还原，其目前的难点主要在于对高维数据的可视化。该研究受到光谱的启发，利用光谱的呈现形式来对高维数据进行可视化，称之为特征谱。在数据挖掘系统中通过对各组患者进行特征值分布分析来做出特征图谱，可清晰观测到各组患者的各个特征值的分布情况。患者满足服药后5天内收缩压平均值低于140 mmHg同时舒张压平均值低于90 mmHg视为血压控制成功，否则均视为血压控制失败。按此标准对各药物进行组别划分。同一个药物，若某个特征在控制成功组和控制失败组有较大差异，则此特征为关键特征，即为影响此药物能否控制成功的关键因素，否则不是。

5）基于机器学习的特征分析模型建立

目前常规的特征选择算法分为三大类，分别为Filter法、Wrapper法、Embedder法，每个大类方法下又有多种小算法。Embedder在三大类方法中通用性最强。和Filter法相比，它克服了没有考虑特征之间相关性的缺点。和Warpper法相比，它克服了没有特征排序的缺点，并且即使预测正确率不高，Embedder法也同样适用。因为在反复的建模过程中，如果模型总是把几个特征打分值排在前面，那么这几个特征一定是相对重要的特征。本案例采用Embedder法，在此大类下结合Lasso、Tree、Stability、RFE、Ensemble子算法。

6）基于机器学习的用药预测模型

5个药物组患者数据分开训练构建5个药物预测模型，每组所选取的特征为上节特征选择结果。目标标签为控制情况，0为控制失败，1为控制成功。在这种预测模式中，每个药物预测模型都会对用户是否适用本药给予评测，若多款药物均适用，则用户可依据经济角度或者用药习惯来选择其中的某种药物。此预测方式相比于统一数据预测某个药物来讲更加灵活与准确。在此模式基础上，架构SVM、KNN、Logistic、RF、GBDT预测算法，分类比较各算法的优劣以及获得最终的预测模型。

5.效果

1）基于特征谱的特征分析模型效果

基于特征谱的统计分析特征差异图，见图5-9。

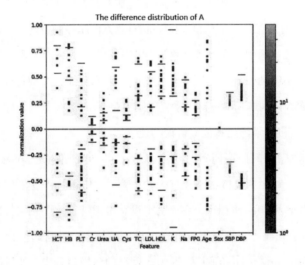

图5-9　统计分析特征差异图

将治疗成功组患者特征分布减去治疗失败组患者特征分布（频次转为频率），以得到同一药物不同治疗情况的特征差异。正y轴的数据点范围代表成功组优势区间，同理负y轴的数据点范围代表失败组优势区间。正负轴均有红线标注，代表参考值。图谱无算法干扰，是原始数据的直观还原，所以更具准确性并且更容易被临床认可与理解。

2）基于机器学习的特征分析模型效果

Embedder又称嵌入法，是一种基于机器学习模型的方法。由于其机器学习算法在本身的训练过程中就有对内部特征进行评价的机制，所以当

训练完毕后，特征排序也就自然生成，每个特征的权重在热力图中得以
体现。

3）基于最终组合的特征分析模型效果

最终组合结果见图5-10所示，其中1.00（深红）代表的是统计和算法
共同评判此特征为重要特征，0.00（浅白）代表的是统计和算法共同评判
此特征为非重要特征，0.50（浅红）代表的是统计或算法单一评判此特征
为重要特征。

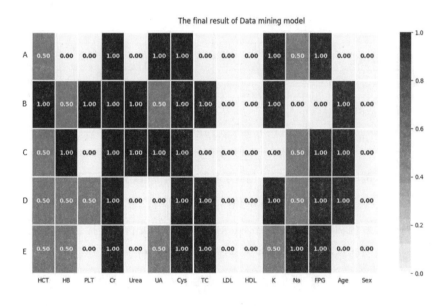

图5-10　组合模型特征分析图

4）基于机器学习的用药预测模型效果

从表5-2可知，训练集平均正确率较高的为KNN、GBDT，训练集正确
率非常高的是RF。测试集平均正确率都不太高，相对来说比较高的是RF
和GBDT。支持向量机和逻辑回归无论在哪个评价上都没有取得好的效
果。因此可知，对于本案例的数据集，集成学习算法（RF、DBDT）正确
率优于单算法，这也和预期的结论保持一致。如果各个分类器的正确率

都不够高，也就是都是弱分类器，经过集成学习组合后效果提升格外明显。本预测结果可以看出支持向量机、KNN、逻辑回归在预测上都没有取得很好的效果，因此基础分类器无论任何单算法都是一个弱分类器，但是通过集成学习提升方法后，虽然正确率没有达到一个比较高的标准，但是明显可以看到是有一个正确率提升的过程。

表 5-2　各模型预测平均正确率

模型算法	训练集平均正确率/%	测试集平均正确率/%
SVM	66.6	63.8
KNN	71.8	65
LR	62.2	60
RF	95.8	75
GBDT	76.4	72.4

本案例所使用技术知识，包含了数据挖掘、机器学习、人工智能及数据可视化等。这些技术属于科研热门领域且具有高度的交叉性。临床大数据检索系统和数据挖掘系统对数据收集和数据分析的支撑也是实现这些技术的必要条件。在可预见的未来，这些技术和支撑系统将随着计算机信息黄金时代的到来而发展得更加迅猛，在医疗领域的应用也会更加深入。

参考文献

［1］Q. Yan，H. M. Yan，F. Han，et al. SVM-based decision support system for clinic aided tracheal intubation predication with multiple features[J]. Expert systems with applications. 2009, 36: 6588-6592

［2］Hastie B A，Iii J L R，Robinson M E，et al. Cluster analysis of multiple experimental pain modalities[J]. Pain，2005，116（3）：227–237.

［3］王华. 关联规则挖掘及在医学信息处理中的应用研究 [D]. 合肥：合肥工业大学.

［4］A L C，B L R，C Z J，et al. Characterizing the critical features when personalizing antihypertensive drugs using spectrum analysis and machine learning methods[J]. Artificial intelligence in medicine，104.

［5］Fukuda K，Tamura A，Tsunoda T，et al. Toward information extraction：identifying protein names from biological papers.[C]// Pacific Symposium on Biocomputing. Pacific Symposium on Biocomputing. Pac SympBiocomput，1998：707–718.

［6］Eskin E，Agichtein E. Combining text mining and sequence analysis to discover protein functional regions[C]］. Altman RB，Dunker AK，Hunter L，et al. Pacsymp biocomput，2004：288–299.

［7］Groth P，Weiss B，Pohlenz HD，et al. Mining phenotypes for genefunction prediction[J/OL]. BMC Bioinformatics（S 1471–2105），2008，9：136. [2009–08–20]. http：//www.biomedcentral.com/content/pdf/1471–2105–9–136. pdf.

［8］Friedman C，Kra P，Yu H，et al. GENIES：a natural–language processing system for the extraction of molecular pathways from journal articles[J]. Bioinformatics，2001，17 Suppl 1（suppl_1）：S74.

［9］齐彬，吕婷. 共现分析技术在生物医学信息文本数据挖掘中的应用 [J]. 中华医学图书情报杂志，2009，18（3）：41–43.

［10］Li F，Tran L，Thung KH，et al. A robust deep model for improved classification of AD/MCI patients[J]. IEEE journal of biomedical & health informatics，2015, 19（5）：1610–1616.

［11］Setio A AA，Ciompi F，Litjens G，et al. Pulmonary nodule detection in CT images：false positive reduction using multi–view convolutional networks[J]. IEEE transactions on medical imaging，2016，35（5）：1160–1169.

［12］Yang Ming，Kiang M，Shang Wei. Filtering big data from social media—building an early warning system for adverse drug reactions[J]. Journal of biomedical informatics，2015，54（C）：230–240

［13］杨佳蓉. 临床信息科研分析平台的设计与实现 [D]. 大连：大连海事大学，

2018.

［14］Greenes R A，Pappalardo A N，Marble C W，et al. Design and implementation of a clinical data management system[J]. Comput biomed res，1969, 2（5）: 469–485.

［15］Thornicroft G. The concept of case management for long–term mental illness[J]. Int rev psychiatry，1991, 3（1）: 125–132.Rev Psychiatry.

［16］韦田福，李泞君，曾健，等. 全程管理模式在乳腺癌植入式静脉输液港患者中的应用实践 [J]. 当代护士（下旬刊），2019, 26（10）: 57–59.

［17］冯欢，宋彩萍，陈学涛，等. 智慧护理信息系统在医院全程护理中的应用 [J]. 中国数字医学，2016（4）: 17–19.

［18］张娜，邹静怡，高燕. 他汀类药物调节 ASCVD 脂肪代谢机制的研究进展 [J]. 解放军医药杂志，2020（5）: 113–116.

［19］Hinton GE，Osindero S，Teh YW. A fast learning algorithm for deep belief nets[J]. Neural computation，2006, 18（7）: 1527–1554.

［20］SINGHVK，ROMANIS，RASHWANHA，et al. Conditional generative adversarial and convolutional networks for X–ray breast mass segmentation and shape classification[C]//International Conference on Medical Image Computing and Computer–Assisted Intervention，September 16–20, 2018，Granada，Spain. Heidelberger: Springer, 2018: 833–840.

［21］Chakdar K，Potetz B. Deep learning for the semiautomated analysis of pap smears[J]. Medical applications of artificial intelligence，2014, 18（1）: 193–213

［22］Uppsala Monitoring Centre. Vigibasewebpage[EB/OL].（2017–07– 25）[2019–09–30].https: //www. who–umc. org/vigibase/vigibase/

［23］李蒙，胡豪，吴霭琳. 大数据在药物警戒中的应用研究进展 [J]. 中国药物警戒，2020, 17（5）: 311–314.

［24］刘力生. 中国高血压防治指南 2010[J]. 中华高血压杂志，2011, 19（8）: 701–743.

［25］Liu C，R Liu，Zhou J，et al.Characterizing the aritical features when personalizing gntihypevtensive drugs using spectrum analysis and rnachine learing methads[J]. Artifical intelligence in medicine, 2020, 104: 101841.

［26］刘飞，张俊然，杨豪. 基于深度学习的医学图像识别研究进展 [J]. 中国生物医学工程学报，2018, 37（1）: 86–94.

［27］杨豪，张睿，王觅也 . 医院全程随访管理平台建设 [J]. 中国卫生信息管理杂志，2021，18（10）：621-625.

［28］Yang Hao, Zhang Junran, Liu Qilong, Wang Yi Multimodal MRZ-based classification of migraine: vsing deep learning convolufional neural network[J]. Biomedical engineering online，2018，17（1）.

［29］孟群 . 卫生信息化案例设计与研究 [M]. 北京：人民卫生出版社，2014.

［30］王觅也，刘然 . 基于大数据平台的科研病种库系统设计与实践 [J]. 医疗卫生装备，2021.

第六章
医院管理大数据应用案例

本章通过具体的医院管理案例来阐述基于大数据平台的医院管理新工作模式。案例从医疗管理和运营管理两方面展开，包括手术时长预测、急诊就诊预测、运行指标相关性、科室运营效率评价、收入预算编制、床位配置等案例。在大数据平台的支撑下，医院管理工作的开展不再是经验主义，而是实现了数据需求合理化、数据采集自动化、数据分析流程化、数据结果可视化，将历史数据作为翔实依据来进行科学地管理决策。

第一节　基于大数据平台的医院管理工作新模式

随着我国现代化进程的推进，医院管理也进入了现代化、科技化的时代。如何利用现代科技，助力医院医疗技术的发展和医院管理水平的提升，建立起行之有效的现代化医院管理制度，是当前医院管理者面临的重大课题。

根据2017年国务院办公厅印发的《关于建立现代医院管理制度的意

见》（国办发〔2017〕67号），对医院的管理工作提出了一系列有关制度建设的要求：制定可推进的医院章程、健全医院决策机制、健全民主管理制度、健全医疗质量安全管理制度、健全人力资源管理制度、健全财务资产管理制度、健全绩效考核制度、健全人才培养培训管理制度、健全科研管理制度、健全后勤管理制度、健全信息管理制度、加强医院文化建设、全面开展便民惠民服务和加强党建工作等。从制度建设的要求反映出来的是对医院管理各个方面的建设要求。

　　有创新才会有发展，医院要发展，也必须要创新。医院创新主要体现在医疗手段的研发创新、新技术的应用创新以及医院管理模式的创新。在信息技术快速更迭的时代，大数据成为医院管理模式创新的催化剂和加速器。

　　无论是医疗质量管理、运营绩效管理、人力资源管理，还是财务资产管理等医院管理的重要活动，都依赖于数据的分析和利用。引用多重技术支撑，如物联网、传感设备、智慧终端人工智能等技术，可以更有效地采集和整合信息，加快信息数据的传送；集成数据分析工具引擎，打造数据计算能力池和算法池，可以将大量数据分析转化为有用的信息，从而支持医院各级的科学决策。

　　健康医疗大数据平台的建设逐渐改变了医院管理者的工作模式。

　　（1）基于健康医疗大数据平台的建设，医院管理数据资源的整合从数据收集层面，改变了医院管理人员以往手工收集数据的过程，采用更为高效的数据搜索引擎快速检索数据。整合后的医院管理基本数据资源包括但不限于医院人力资源管理、医院财务与成本核算管理、医院物资管理及医院固定资产管理四个部分，医院管理数据资源同样包含关键的临床诊疗数据，但更注重集成医疗过程管理业务系统和医院运营管理业务系统的数据。总之，医院管理数据资源中的数据围绕特定的管理主题，对医院管理数据信息进行归类处理。

　　（2）基于健康医疗大数据平台的建设，数据挖掘过程方法和工具的集成从数据分析层面，改变了医院管理人员只能通过Excel来完成各种分析，采用更为便捷且可复用的分析方法和工具控件，同时帮助医院管理人员管理整个分析过程以便回溯。数据挖掘系统上集成了分析方法池，形成了分析工具控件，降低了挖掘过程的代码开发难度，让开发工具和挖掘算法更加民主化。

（3）基于健康医疗大数据平台的建设，数据结果的可视化从数据呈现效果层面，改变了医院管理者以往使用PPT呈现既往分析结果的形式，采用更具有实效性和统一规范的决策数据大屏展现方式。可视化图像既包括传统的图形，如柱状图、饼图、堆叠图，也包括了可以呈现高维度的、关联关系的图形。图形化的丰富从更多视角将分析结果呈现给管理者，为公立医院改革提出的人财物监管要求提供标准化数据支撑。

第二节　医院医疗管理大数据案例分析

一、医院医疗管理

1.医院医疗管理的内涵

在医院管理当中，医疗管理涵盖了医疗质量、患者安全、服务流程等多个方面，其内涵在于对医疗行为的管控和医疗质量的提升，包括了医疗设备管理、诊疗行为规范、医疗资源协调、医疗安全改善、医疗流程改进、医疗质量评价等各个维度，比如围术期质量管理、特定病种管理、临床路径管理、合理用药管理等。

2.大数据支撑医院医疗管理的研究现状

随着医疗技术和医院信息化水平的不断提高、医疗数据规模不断扩大，聚类分析、支持向量机等机器学习算法和数据挖掘技术也在不断发展，并在医疗管理中的应用愈加广泛。以"大数据分析""医疗管理"为关键词进行文献检索，对21世纪以来的文献进行研究，总结得出大数据在医疗管理中的应用，主要包含对医疗服务的分析与改进、对医疗服务和管理的决策支持等多个维度。

1）医疗管理分析与改进

优化医疗服务模式，改造医疗服务流程，缩短低价值的就医环节，提升运营效率。根据单体医院和区域卫生管理内各个不同医疗服务领域的研究问题，建设平台化流程监控能力，实时观测、风险点发现等功能将敏捷流程改造成为现实，转变传统的经验式管理为数据驱动的管理模式。

2）疾病发展与诊疗过程的优化

疾病早期通过大数据识别并划分其疾病表现，可能有利于预测疾病发展与预后。例如，通过疾病的表型分组进行前瞻性研究，验证死亡率的预测意义，从而指导临床工作中的死亡风险控制工作；利用疾病的随访信息，分析患者出院后的长期照护方式的模式选择，为诊疗过程的改进提供基础。

3）医疗大数据挖掘及深入探索

针对大型、多维数据集，许多研究开始探索准确性和有效性更高的数据研究方法，应用主题建模方法（如LDA）结合传统聚类后进行分析。另外，大数据分析与结果可视化相结合，可以帮助研究者更好地理解数据分类，交互式可视化探索使得管理者可以更全面地评估、比较、优化管理过程。

二、手术时长预测分析

1.案例背景

国内各家医院已逐步推进院内大数据和医疗信息系统的建设与应用。2018年12月，国家卫健委发布《关于印发电子病历系统应用水平分级评价管理办法（试行）及评价标准（试行）的通知》（国卫办医函〔2018〕1079号），将系统应用水平划分为9个等级，强调了信息共享、数据管理和医疗决策支持的应用。2019年《国务院办公厅关于加强三级公立医院绩效考核工作的意见》（国办发〔2019〕4号）提到要"坚持信息化支撑""加强信息系统建设"，同时指出要根据医学规律和行业特点，发挥大数据优势，提升医院科学管理水平。2021年《关于印发医院智慧管理分级评估标准体系（试行）的通知》（国卫办医函〔2021〕86号）也再一次强调了建立数据库，完成业务处理、数据核对、流程管理等医院精细化管理工作的重要性。

我国55个三级公立医院绩效考核指标，其中有6条与手术相关，包括"出院患者手术占比"等，既对医院的功能定位、收治结构提出了要求，也体现了手术效率、质量同步提升的重要性和必要性。而科学的管理、大数据的合理化运用、数据与医疗业务流程的有机融合，恰恰对于提升手术运营效率和保障质量安全具有重要意义。医院管理者以及临床工作者也越来越重视以数据为支撑的决策方法。国内外研究发现，提高准时开台率、加快手术周转、减少手术边缘空白时间、改进手术物资管理模式、优化标本转送流程等，常被作为手术管理主题进行研究实践。而结果表明，限制手术室生产的影响因素包括相关流程动线的设计与实施、环境的管理、信息化的应用、患者生理情况或与家属沟通结果的变化、人力资源的协调、手术的排程等，研究者们提出的改进方案大多集中在局部流程的再造、管理制度和模式的改革、组织行为的强化，鲜少见到通过大数据的综合应用来对手术整体时间线进行分析，尤其缺乏数据与信息化技术手段的有效结合。

必须强调的是，无论如何对医院手术流程进行管理和优化，都需要把握患者的核心价值，采取科学的数据决策方法。目前，医院手术麻醉信息平台的建设为手术大数据的应用奠定了坚实基础，除基本的集中与离散趋势统计描述外，相关性分析、多元回归分析都已被应用到手术流程管理当中，上文中提到的支持向量机以及随机森林等数据机器学习方法，更是可以应用于手术时长的预测以及排程的合理优化，从战略角度进一步促成组织和流程的持续改善。

某大型三甲综合医院手术中心已具备90余个手术间，但各手术科室医疗组每周仅有1–2个手术日，手术科室等候患者占比高达75%–80%，手术周转压力极大，需要智慧化、标准化的手术流程，在保障手术质量安全的基础上，需要持续提高手术效率。对手术时长进行预测分析、优化排程，减少不必要的时间浪费将成为优化手术流程、提高手术效率的关键。

2.整体思路

1）数据收集

通过大数据平台的数据搜索引擎，检索导出医院2018年3月至2019年9月的手术记录数据，数据内容至少需要包含患者基本信息、麻醉信息、医生信息、手术基本信息，并确定预测变量，具体如下。

患者基本信息：性别、年龄分组、手术类型、麻醉开始和结束时间。

麻醉信息：麻醉医生编号、麻醉方式、ASA分级。

医生信息：手术医生编号、手术科室。

手术基本信息：当日台次、时间、执行手术间、手术地点、第一诊断ICD编码、手术术式、诊断个数、术式个数、手术开始和结束时间。

2）文献研究

国内大多医院，长期以来使用手术医生提交的"预计手术时间"来进行排程，但国际上已有研究证明手术医生常不考虑患者在转运途中费的时长、可能忽略术前麻醉的准备时间，以及患者入室后的环境准备和信息核对因素。高估手术时间会闲置昂贵的手术室资源，低估则会增加医务人员工作时长和患者的等待时间，所以，以历史数据为变量对手术持续时间建立相关数据模型可能会更加贴合实际。

3）模型设计

使用线性支持向量机、随机森林以及神经网络此类机器学习算法来计算并建立函数模型。通过对所有自变量的训练和学习，筛选出与目标变量相关的因素并计算关联强度。本案例结合机器学习法的多种模型，将数据随机分为用于模型开发的训练数据集和用于确认模型性能的测试数据集，以预测连续性变量"手术持续时间"的未来数值。

3.方法运用

分析的全过程在健康医疗大数据平台的数据挖掘系统完成。将已检索到的数据作为数据变量纳入分析，应用挖掘平台中的SPSS软件对数据进行清洗、计算。

同时以均方根误差、平均绝对误差和相对误差来评估预测的准确性，误差值越小，表明精确度相对更高。登录大数据平台的数据挖掘向导，采用集成在其中的SPSS Modeler建立随机森林、线性支持向量机、人工神经网络三类机器学习算法模型，并将数据随机分为训练数据集（80%，39 513条数据）和测试数据集（20%，9 869条数据）。

LSVM是按照监督学习方式对数据进行二元分类的广义线性分类器，分类函数在做出决策分析时，要经过计算后尽可能小误差地对数据进行分类。将LSVM的损失函数设置为L2，即指定模型最小平方误差，把手术持续时间的实测值与预测值差值的平方和最小化；惩罚参数即对于误差的宽容度，取默认值0.1。

ANN有多层和单层之分，每一层包含若干神经元，各神经元之间用带可变权重的有向弧连接，网络通过对已知信息的反复学习训练，通过逐步调整改变神经元连接权重的方法，达到处理信息、模拟输入输出之间关系的目的。训练样本的选择采用Boosting和Bagging的集成学习方法。Boosting在一个样本算法之上反复叠加、调整获得组合学习结果；Bagging则对不同的训练样本集分别训练一个弱学习器模型，多次计算后采用投票方式进行判别，最终输出为一个更强的学习结果。为了防止神经网络出现训练模型准确度高而测试数据效果差的过度拟合，选择过度拟合防止集合默认数值30%。

RF由多棵回归决策树组成。对于分类特征，以最小均方差为原则。

RF中采用Bootstrap抽样对原始训练集随机抽样，对抽出的不同样本分别建立决策树模型，再投票决定最终分类。RF具有抗过拟合性质的特点，由于纳入预测变量较少，基于准确性和学习速度的综合考虑，设定决策树数目为10棵；预测模型采用均方误差作为判断节点是否分裂的计算方法，在树的每个节点通过选择最优的分裂特征不停地进行分类，直到分类后的叶节点数据已为同一个类别，故叶节点最小样本数为1且不限制最大叶节点数，决策树根据叶子节点的均值进行预测，构成的RF预测是所有树的预测值的平均值。

对三种模型预测结果进行比较和筛选，其相关度与误差值如表6-1所示，表明RF模型的相关程度、均方根误差、平均绝对误差、相对误差均比LSVM、ANN模型更为理想，故选择RF模型来更为精准地预测手术持续时间。

表 6-1 三种模型训练集与测试集的相关与相对误差表

模型	训练集				测试集			
	线性相关	均方根误差	平均绝对误差	相对误差	线性相关	均方根误差	平均绝对误差	相对误差
LSVM	0.995	10.164	6.428	0.010	0.995	9.455	6.349	0.009
ANN	0.984	11.412	8.464	0.031	0.983	11.582	8.647	0.034
RF	0.999	4.110	2.238	0.002	0.996	8.954	5.628	0.008

RF模型经过训练，最终被纳入的预测变量包括麻醉开始和结束时间段、手术开始和结束时间段、台次、科室、麻醉方式、手术间、ASA分级、年龄分组、手术医生、手术地点，见图6-1所示。重要度赋值结果说明麻醉开始和结束时间段（0.826 4）对预测手术持续时间（入室—出室时间）的贡献度最高，患者入室后经过一段时间的非手术任务准备工作开始麻醉，患者出室时间也往往由麻醉结束拔管时间而决定；手术开始和结束时间段（0.124 9）次之，患者入室后需要经过非手术任务的准备和不同类

型的麻醉操作后才开始手术；而手术结束后由于个人体质和麻醉类型不同，恢复时间可能也有所差异，故贡献度相对较低；台次、科室等分类变量重要性赋值小。

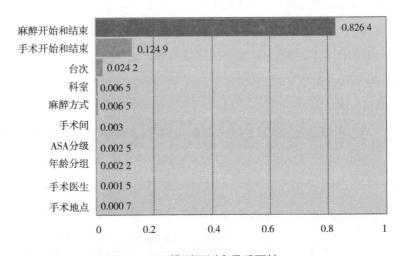

图6-1　RF模型预测变量重要性

4.应用效果

医院手术室信息繁杂，人员流、信息流、时间流在此沟通交汇，既往的人工询问和沟通记录不能很好地使管理者迅速获得所有手术间实时运行状况。基于手术持续时间的预测及手术麻醉信息系统建设的基础，进行手术管理看板可视化设计可以有效地解决这个问题。可视化管理是信息化的一种体现，它把内外部数据信息以图像、图表、模块等透明、直接的形式展示出来，使流程直观化，让参与者、管理者、执行者都能得到更有效的信息传达，以达到提高管理效率、优化管理质量的目的。

1）数据可视化

看板主页面展示各手术间实时患者基本信息、手术名称、医务人员和流程进度（台次、患者抵达手术室等待、患者入室、麻醉开始、手术开始等）；子页面展现手术间内每台手术的具体进度时间（患者入室时间、麻醉诱导时间、插管时间、手术开始和结束时间、麻醉结束时间、患者出室时间）和下一台排程信息，使麻醉手术中心管理人员及时掌握各手术间进度，便于手术间内医护人员自我监督管理。

2）模型服务化

在手术信息化管理过程中，临床医生需在信息系统内提交手术申请，信息系统此时可根据录入相关信息和已建立的数据模型计算出手术预测时间。手术室管理人员则根据医生提交的手术申请和手术预测时间进行自动或半自动排程，实时录入手术当天手术麻醉的时间节点，在此基础上进一步完善数据模型的源数据库，以期获得更加精准的各医疗组、各术式的预测模型。

3）管理科学化

在合理预测手术持续时长的基础上，可对手术间手术排程进行条块状时间管理，协调安排，使各手术间运行时间互相均衡。将可视的"预测手术持续时间"项目与即时更新的手术各流程时间节点相结合，有助于急诊手术的高效协调安排。

有研究表明，信息化管理能显著提高手术室的运行效率和工作质量。不仅如此，手术室信息化管理对于患者及其家属也具有重要意义。将可视化应用对象拓展至患者端，不仅能使患者满意度提高，也可以明显缩短患者术前平均禁食时间，从而有助于术后康复。将应用数据的机器学习与信息可视化相结合，可以使医院流程管理更为顺畅和高效。

系统上线以来，医院对实时流程状态可视化看板、手术排程和进程条块化看板不断优化，医务部门联合手术麻醉中心、信息中心，在流程可视化的基础上增加了人员排班可视化看板和工作量实时查询模块，充分说明了医院管理者对于数据应用的认可。

三、急诊就诊人次预测分析

1.案例背景

满足急诊医疗服务需求、疏通急诊入院通道、解决急诊患者滞留问题是国内医院重点关注和亟待解决的工作之一。2017年，《关于做好国家卫生计生委和国家中医药局属管医院参加属地公立医院综合改革有关工作的通知》（国卫体改发〔2017〕38号）提出，委属医院要率先落实进一步改善医疗服务的行动计划，根据患者就诊情况，灵活调配院内门急诊、住院病床等医疗资源，打通影响患者看病就医体验的瓶颈环节。有研究针对此类问题进行了分析探索，结果表明不同疾病谱、不同人群特征的急诊患者就诊具有时间规律性，如夏季肠道急症多发、冬季呼吸急症高发等，且大气污染相关参数、湿度、气温和风速等气象因素本身会对心脑血管疾病、呼吸系统疾病的发病情况产生影响，也有研究者认为急诊就诊当日及前六日的日均气温与就诊人次有相关性。

在此背景下，要做好急诊医疗服务的改善工作，把握急诊就诊人次的时间变化趋势就显得尤为重要。Pearson相关系数、多元逐步回归以及时间序列、人工神经网络等监督式学习算法都曾被应用于就诊人次影响因素的研究分析当中。监督式学习是机器学习的方法之一，可以由训练资料中学习建立某种模型，并依照此模型进行预测和延伸。训练资料由输入向量和预期目标组成，而函数的输出可以是一个连续性回归分析值，也可以是一个分类标签。以气象因素对急诊就诊人次进行预测，是一个回归问题，随机森林、神经网络、梯度增强回归可以提供相对更好的模型表现。

某大型三甲综合医院中，解决急诊患者滞留问题、疏通急诊患者入院通道是医院的重点工作之一，需从患者就诊、分流去向等多方面进行优化改善。对急诊患者就诊人次进行预测分析，成为该医院解决急诊滞留问题的落脚点。

2.整体思路

1）数据收集

通过大数据平台的数据搜索引擎，检索导出2015年12月1日至2018年12月31日大气污染物监测数据，包括AQI指数、PM2.5等；提取同期天气数据，包括天气状况、气温、风力风向；提取同期该医院每日急诊普通内科诊断室+急诊发热诊断室的就诊人次。经过数据清洗与计算，确定可用变量包括以下三方面：

（1）各种就诊相关日期。

（2）大气污染数据：AQI指数，PM2.5，PM10，大气中SO_2、NO_2、CO、O_3含量。

（3）天气数据：天气状况、最高气温、最低气温、风力风向、前六日最高气温、前六日最低气温。

2）研究方案

以气象因素预测急诊就诊人次，通过环境监测站、气象信息中心获得大气污染物监测数据及天气状况，通过信息系统获得急诊就诊人次数据，进行数据挖掘和数据制备；考虑气象对疾病谱可能产生的影响，排除意外、创伤等因素，以急诊普通内科诊断室和急诊发热诊断室就诊人数作为预测目标，以随机森林、神经网络、梯度增强回归作为统计方法，构建灵活、易实现，无须判断数据平稳与否；尝试建立预测窗口为6天的数据模型，为急诊医疗服务工作、急诊入院通道的疏通提供决策参考。

3）模型设计

以随机森林、神经网络、梯度增强回归作为统计方法，R^2作为模型的验证评估标准，比较三种模型方法对急诊就诊人数的预测能力。

3.方法运用

通过大数据挖掘系统建立模型，AQI指数，PM2.5，PM10，大气中

SO_2、NO_2、CO、O_3含量，最高气温，最低气温，前六日最高气温，前六日最低气温，以上11个特征采用数据最小值–最大值（Min–Max）归一化；天气状况、风力风向2个特征采用自然语言处理进行数据结构化，结构化后采用独热（one-hot）编码进行无差别特征划分。特征空值若空缺数量不超过40%则采用随机森林填充，否则采取删除操作。采用2016年12月1日至2018年12月1日两年数据建模，其中测试集比例0.1，2015年12月1日至2016年12月1日、2018年12月1日至2018年12月31日数据作为验证数据集，用以验证模型的泛化性能。

建模输入当日所有数据特征，输出指定日急诊人次。三种回归建模算法得出训练集的R^2值如图6-2所示，梯度增强回归模型相对表现更为优越。

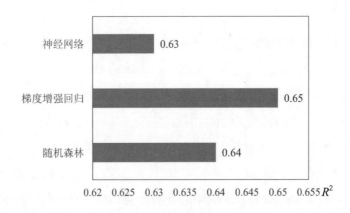

图6-2 预测窗口 = 6情况下各算法R^2值比较

以最优模型验证2015年12月1日到2016年12月1日的数据R^2=0.21，预测就诊人次与真实就诊人次的平均误差为14人。

4.应用效果

1）数据可视化

以最优模型预测2018年12月1日到2018年12月31日的数据如图6-3所

示，R^2=0.44，预测就诊人次与真实就诊人次的平均误差为13人。两次测试的预测泛化精度均有所下降，真实世界中存在众多其他因素的干扰，存在不可预知的意外情况，但曲线拟合度较高，误差率小于10%，具有现实急诊就诊人次变化趋势的指导意义与应用价值。

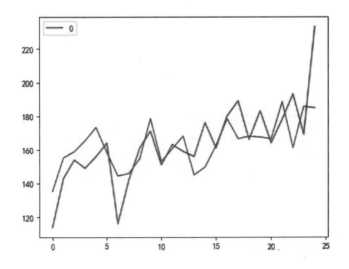

图6-3　2018年12月1日—2018年12月31日预测值与实测值拟合

2）管理科学化

患者在医院急诊滞留时间的长短可能会直接决定医疗质量的高低，也是衡量医院医疗服务和患者满意度的重要标准。真实世界中影响急诊就诊人次的因素繁杂，各家医院急诊医疗救治资源有限，急救需求确实存在不可预料性，因而通过大数据的挖掘和学习，建立针对急诊普通内科与发热门诊每日就诊人数的预测模型，掌握就诊变化趋势具有重要意义。

急诊就诊人次大数据的预测分析，为该医院急诊科、职能部门充分做好医疗服务的准备带来了便利性，为急诊入院途径的通畅、各部门间的工作协调准备以及临床专科床位计划和床位分配原则的确定提供了有价值的参考。在此基础上，该医院各职能部门及临床专科通力协作，从患者就诊、入院、诊疗及会诊流程、患者分流去向等多方面进行优化，使得急诊内科的拥堵、转入院的瓶颈得到了很大的改善。同时，可以使医院管理者清晰地了解到急诊科未来所需提供医疗服务的压力和高峰期，方便决策者确定有限资源的投入方向，对实现急诊、住院资源的灵活调配具有指导作用。

第三节　医院运营管理大数据案例分析

一、医院运营管理

1.医院运营管理的内涵

运营管理指对运营过程的计划、组织、实施和控制，是与生产和服务创造密切相关的各项管理工作的总称。其主要任务是建立一个高效的运营口和服务体系。

医院运营管理是指对医疗服务创造密切相关的各项核心资源进行计划、组织、协调和控制，实现人、财、物、数据等核心资源高效管理的一系列管理手段和方法。医院是重要的卫生服务资源，是保障民众基本医疗服务需求的重要来源。医院运营管理的目标是实现医院社会效益和经济效益的双赢，重点是提高各项有限资源的使用效率，最大限度满足社会医疗服务需求。

2.大数据支撑医院运营管理的研究现状

纵观现代医院运营管理的演变进程，美国、日本等国家及中国台湾省的医院管理经过40余年的发展，已经形成相对完整的医院运营管理体系。而国内公立医院于2000年后开始推进运营管理，除少数的典型代表外，大多数公立医院的运营管理依然处于起步阶段。

随着国家医药卫生体制改革的逐步深入，特别是公立医院改革试点的顺次启动，如何利用大数据思路和技术创新医院运营管理，合理使用人、财、物等医疗资源，以较少的消耗取得最大的效益和效果，实现患者服务价值的最大化，有效解决广大人民群众医疗保障问题成为医院管理关注的重点。因此，在大数据新技术支持浪潮下和新医改环境下，构建科学合理的现代医院管理制度，优化运营管理方法，实现医院安全、高效运营发展显得尤为重要。

二、医院运行指标相关性分析

1.案例背景

国家卫生指标集是反映我国卫生资源、卫生监督、疾病控制、妇幼保健等卫生事业管理工作的若干卫生指标。而医院运行指标集是在国家卫生行业管理要求下，面向医院各项运营管理活动的指标集合，是医院用于监测医疗服务质量、服务效率、服务保障、资源利用等各方面状况的指标集合。医院运行指标集包括卫生行业管理要求的指标和医院自身发展所需要的指标。随着医院管理水平的提升，管理决策的方式正从经验决策向循证决策转变，通过信息手段呈现指标数据值及其变化趋势，已经成为支撑管理者快速发现问题、分析问题的途径。

某大型三甲综合医院希望构建合理的指标体系作为医院日常运行情况监控的重点。该医院已经梳理形成由7个大类44个子类，470个指标组成的医院运行指标集，详见表6-2。但是，现有医院运行指标集中指标众多，且部分指标之间可能存在相关性，同时作为重点监控指标意义不大。如何辨别出各个指标之间的相关情况，使日常运行监控指标体系既具有代表性又重点突出，成为该医院需要尽快解决的问题。

表 6-2　医院运行指标集分类及数量

卫生指标大类	指标子类	指标
卫生资源	3	75
医疗服务	20	267
医疗保障	2	83
教学指标	5	13
科研指标	5	12
综合管理	5	15
学科建设	5	5
合计	45	470

目前，筛选统计指标构建指标体系的方法主要有两大类：一类是专家主观评定和判定法，适用于资料有限的情况下，主要依据专家的经验知识来确定指标；另一类是数理统计分析方法，适用于定量指标的筛选评价。数理统计分析方法主要包括：变异系数法、综合指数法、界值法、主成分分析法、因子分析法、相关系数法、聚类分析法、类成分法、多元回归法等等。大数据平台的建设和医院运行指标集的建立为使用数理统计分析方法奠定了良好基础。

2.整体思路

1）数据收集

通过大数据平台的数据搜索引擎，检索导出该医院2011年1月至2018年2月期间，共计86个月，医院运行指标集中现行在用的医疗服务、卫生资源、医疗保障3大类，工作负荷、工作效率、医疗质量、重返类、手术管理、入院管理、辐射能力、卫生经费、患者负担和医保管理等10小类共计39个卫生统计指标。

2）方法设计

通过大数据挖掘系统化，采用积矩相关系数（也称皮尔逊相关系数），来衡量任意两个变量的线性相关程度，以评价各类常用医疗指标之间的相关性，判断出强相关的指标。

皮尔逊相关系数计算公式：

$$r = \frac{\sum_{i=1}^{n}(x_i - \bar{x})(y_i - \bar{y})}{\sqrt{\sum_{i=1}^{n}(x_i - \bar{x})^2}\sqrt{\sum_{i=1}^{n}(y_i - \bar{y})^2}}$$

通常被看作 2 个随机变量间线性相关性强弱的指标，取值在 -1 ~ 1。r 的值越接近 1，表示 2 个变量正相关，线性相关性越强；r 越接近 -1，表示 2 个变量负相关；接近或者等于 0，表示 2 个变量之间的线性关系很弱或不是线性关系。

3.方法运用

按照一般强相关定义输出结果，即定义为强相关。应用皮尔逊相关系数对该医院现行在用39个卫生统计指标两两相关分析结果显示，共计741个相关系数中，112个相关系数大于或等于0.8，22个相关系数小于或等于-0.8，即共计134个相关系数，具有强相关性，占总体相关系数的18.08%。

通过相关系数的显著性检验，检验其相关性是否具有显著性，使用《拒绝零假设需要的相关系数值》确定临界值。若实际值超过临界值，则指标变量之间存在显著性关系。

4.应用效果

1）数据可视化

以门诊人次和手术台次为例，根据皮尔逊相关系数计算公式，门诊人次与手术台次的相关系数为0.90，即 $r = 0.90$。门诊人次和手术台次之间存在强相关，如图6-4。在手术室管理、手术排程等手术管理相关领域，都可以参考近期的门诊人次来开展工作。

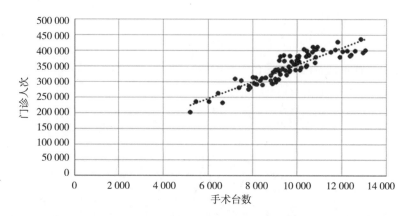

图6-4　门诊人次与手术台次散点图

同理，还可以根据指标之间的皮尔逊系数，展示医院所有重点管理指标之间的关联关系，用以指导管理工作的开展。

2）管理科学化

大数据的相关分析能够满足人类的众多决策需求，因此，有效地发现与度量相关关系具有重要的研究价值。从科学层面来看，面对混杂的大数据，相关分析可以帮助人们更快捷、更高效地发现事物间的内在关联，大数据相关分析必然是大数据分析与挖掘的关键科学问题之一。相关分析的研究成果中，最具影响力的是早在1895年由Pearson提出的积矩相关系数。在长达100多年的时间里，相关分析得到实践的检验，并广泛地应用于机器学习、生物信息、信息检索、医学、经济学与社会统计学等众多领域和学科。进入大数据时代，作为度量事物之间协同、关联关系的有效方法，大数据相关分析由于其计算简捷、高效，必将具有更强的生命力。

科学合理地制定指标体系来对医院日常运行状况进行评价，能为医院科学管理提供依据。医院运行指标集包含众多指标，如何从众多指标中筛选出指标的方法较多，各种方法各有其优缺点。该医院以大数据平台和医院运行指标集作为基础，使用皮尔逊相关系数对医院运行指标进行相关性分析，识别出具有强相关性的指标。在构建指标体系时结合实际情况，尽量避免选择强相关性指标；或在必须同时选择强相关性指标时降低其权重系数以对医院运行情况进行科学合理的评价。

三、科室运营效率评价与改进

1.案例背景

临床科室作为医院的基本单元，其效率是医院整体效率的重要组成要素。对单一医院而言，需要根据医疗服务需求及各临床科室的发展状况，有计划、有针对、有步骤地投入有限的资源，使人、财、物在临床科室达到最佳组合，产生最佳的运营效率，发挥有限卫生资源的最好运营效益。在医院内，优化各临床科室间的资源配置、医院在较少投入下取得尽可能大的产出、避免不必要的资源投入浪费，是使卫生资源处于合理使用水平的重要措施。临床科室的效率评价具有多投入、多产出的特点，对其综合效率的评价相对比较复杂，采取怎样的方法对医院和临床科室的综合效率进行评价已经成为一个重要的管理主题。

某大型三甲综合医院多个临床科室提出希望医院对其增加人、财、物的投入。但是，该医院发现并非所有临床科室的现有资源使用均达已到最优状态。医院希望能通过合理评价各临床科室的综合效率，优化各临床科室间的资源配置，使现有的有限资源能够更加合理地利用。

2.整体思路

1）数据收集

该医院利用建设中的大数据平台，收集过去5年这14个临床科室的人力资源、资产资源、医疗服务量、经费收支等方面的数据。为了便于分析，在研究过程中将14个科室5年中逐年的情况作为独立的评价单元，评价单元的总数量达到70个，分别编号为：D0101，D0202……前两位数字代表评价年度，后面两位数字代表评价科室。

2）文献研究

目前医院管理实践开始逐渐采用各种统计学方法构建临床科室的综合

效率评价方法，通过对数据的综合分析和统计处理，对不同临床科室的综合效率进行综合评价和分析，为医院管理提供必要的参考依据。DEA是运筹学、管理科学与数理经济学交叉研究的一个新领域。它是根据多项投入指标和多项产出指标，利用线性规划的方法，对具有可比性的同类型单位进行相对有效性评价的一种数量分析方法。DEA方法不仅可以对有效性进行排序，还可以提供具体的改进建议，就管理的角度而言，找出效率低下的原因和估计总额，从而确定改进方向和措施，比简单地将研究对象确定为有效率和没有效率更加重要。

3）方法设计

该医院拟定以反映综合医院效率和效益的常用统计指标为基础，初步构建综合医院临床科室效率评价指标体系，罗列出临床科室相对有效性的备选投入指标和产出指标；通过聚类分析等方法对评价指标进行分类，结合DEA方法对投入指标和产出指标的筛选要求，对组织机构相对稳定可比的14个临床科室过去5年的投入、产出数据进行统计分析和指标筛选，确定评价指标；在此基础上，运用DEA评价模型计算临床科室的效率得分；对典型科室存在的问题进行具体分析，提出临床科室绩效评价和资源投放方案建议，为科室管理决策提供参考。

3.方法运用

本案例主要采用DEA中CCR模型进行科室总体效率的分析，同时结合BCC模型对CCR模型下非DEA有效的被评价科室的技术效益评价，分析其技术效率和规模收益情况，为医院资源投放提供信息。

DEA方法的评价结果受指标选择和数据准确性的影响较大，二者直接关系到评价结论的科学性与准确性。选择的指标应该能全面反映临床科室的全部投入和产出情况，从而比较客观全面地评价临床科室的投入产出效率、找出其可能存在的效率问题。并且所选指标需要对医院改革发展起积极导向作用，体现医院管理需求。

利用医院运行指标集，通过查阅相关文献，并综合多位医院管理者和医院效率评价专家的意见，初步确定了目前在科室评价中被经常使用的且具有代表性的指标，投入指标包括：实际开放床位数、实际开放总床日、科室医务人员数量、人力成本、设备投入、总支出、门诊诊间数、手术间数等。产出指标包括：门诊人次、出院人次、实际占用总床日、手术台次、业务总收入、病床周转次等。根据DEA对评价指标选择的要求，拟从上述指标中选择5个投入指标和4个产出指标。

通过大数据挖掘系统所集成的SPSS对70个被评价单元的数据进行聚类分析，选出实际开放床位数、科室医务人员数量、设备投入、门诊诊间数、手术间数作为投入指标；选出门诊人次、出院人次、手术台次、业务总收入作为产出指标。

根据选定的投入指标和产出指标，对70个被评价单元的相对效率进行评价，具体评价结果，如表6-3所示。

表6-3 被评价科室分类表

类别	特点	科室编码	数量
第1类	技术有效且规模有效	D0101、D0102、D0103、D0105、D0106、D0109、D0110、D0112、D0113、D0114、D0201、D0202、D0204、D0205、D0208、D0210、D0212、D0213、D0302、D0303、D0306、D0308、D0312、D0313、D0401、D0402、D0403、D0406、D0408、D0410、D0412、D0501、D0502、D0503、D0504、D0505、D0506、D0507、D0508、D0512、D0513	41
第2类	技术有效而规模收益递增	D0104、D0108、D0111、D0209、D0211、D0214、D0309、D0310、D0311、D0314、D0409、D0411、D0413、D0414、D0509、D0510、D0511、D0514	18
第3类	技术有效而规模收益递减		0
第4类	非技术有效而规模有效	D0301、D0307	2
第5类	非技术有效而规模收益递增	D0203、D0304、D0404、D0407	4
第6类	非技术有效而规模收益递减	D0107、D0206、D0207、D0305、D0405	5

第1类为总体有效的被评价单元，这类被评价单元在所有单元中，其技术效率和规模效率都处在相对最优的状态；第2类被评价单元技术有效而规模收益递增，现有的各项资源投入已经取得了最大的产出，但是还可以考虑适当增加投入，产出增加百分比将大于其投入增加百分比，资源投入将得到更好的利用；第3类被评价单元技术有效而规模收益递减，表明现有的各项资源投入已经取得了最大的产出，但这些资源中如果有一部分用于其他目的，可能会发挥更大的效用，即这些被评价单元目前的规模相对偏大。此次研究中无此第3类科室，第4类、第5类和第6类被评价单元均属于没有充分利用现有资源投入的情况。其中第4类被评价单元非技术有效、规模有效，属于需要改善运营管理模式，提高管理水平；第5类被评价单元非技术有效而规模收益递增，属于现有资源投放不能满足需求影响技术效率，应该根据实际情况适当增加投入；第6类被评价单元非技术有效、规模收益递减，需要整合调配资源，控制和压缩规模，使其发展规模与服务需求相适应。

通过DEA方法的CCR模型对被评价单元的评价可以看出，不同科室在被评价年中的相对效率也呈现出不同的特征。该医院被研究临床科室中，科室1和科室12为5年相对效率均有效，科室1、科室3、科室6、科室8等属于偶有1年无效而其他4年均有效，这些都属于相对有效性比较好的科室。其他科室中，有几个科室的情况比较具有代表性：科室11在5年中相对效率均为无效，一直没有得到改善；科室14在5年中仅第1年相对效率为有效，而第2~5年相对效率均呈无效状态；科室7在5年中从第1年开始相对效率评价得分逐步上升，最终在第5年达到了DEA有效。

4.应用效果

1）数据可视化

下面以科室7为例，见表6-4，在保持科室7现有产出不变的情况下，其第1~4年中各项投入中实际开放床位、医务人员数、手术间数等投入指标的实际值与理想值多数情况下一致。

表 6-4　科室 7 的投入实际值与理想值分析比例　　　　（%）

	实际开放床位数		门诊诊间数		医务人员数	
	理想值与实际值的比值	现有基础上需要减少	理想值与实际值的比值	现有基础上需要减少	理想值与实际值的比值	现有基础上需要减少
D0107	100.00	0	100.00	0	99.20	0.80
D0207	100.00	0	100.00	0	88.54	11.46
D0307	100.00	0.00	94.13	5.88	94.60	5.40
D0407	98.28	1.72	100.00	0	100.00	0
D0507	100.00	0	100.00	0	100.00	0

以第 4 年为例，见表 6-5，科室 7 的门诊人次实际值占理想值的 90.63%，出院人次实际值占理想值的 91.16%，业务总收入实际值占理想值的 91.94%，手术台次实际值占理想值的 91.95%。说明保持各项投入不变的情况下，如果能够使门诊人次增加 10.34%，出院人次增加 9.70%，业务总收入增加 8.77%，手术台次增长 8.76%，科室 7 才能达到 DEA 有效。

表 6-5　科室 7 的产出实际值与理想值分析比例　　　　（%）

	门诊人次		出院人次		业务总收入		手术台次	
	实际值与理想值的比值	现有基础上需要增加	实际值与理想值的比值	现有基础上需要增加	实际值与理想值的比值	现有基础上需要增加	实际值与理想值的比值	现有基础上需要增加
D0107	76.36	30.95	75.01	33.31	76.36	30.95	76.35	30.97
D0207	81.62	22.51	81.62	22.52	81.62	22.51	81.63	22.50
D0307	89.99	11.12	84.61	18.19	89.99	11.12	89.98	11.14
D0407	90.63	10.34	91.16	9.70	91.94	8.77	91.95	8.76
D0507	100.00	0	100.00	0	100.00	0	100.00	0

2）管理科学化

结合科室7的实际情况来看，科室在该医院的总体管理要求下，历年来一直努力地通过各种管理措施缩短出院患者平均住院日。而这种管理需求的成效也在科室7的DEA分析结果中反映出来。在控制出院患者平均住院日的过程中，科室的总体效率确实在逐年上升。而第4年医院增加了对其床位的投入，导致其第4年的实际开放床位数投入高于理想值，但在第5年科室充分利用了医院投入的各项资源，达到了DEA有效。由此可以看出，一个临床科室的建设和发展往往需要一定的周期，很可能在增加投入的初期得不到相匹配的产出。如果科室的发展方向正确，其理想的产出效果通过一段时间的运行最终可以获得。

医院是公益性的事业单位，但总体卫生资源是有限的，这就决定了医院在提供医疗服务过程中，要同时兼顾社会效益和卫生经济效益。因此，在产出指标的选择上，同样也要涵盖以上两个方面的内容。医院科室相对效率评价指标的选择和评价体系的建立，应该在全面反映科室投入产出信息的基础上与被评价对象的实际情况和管理需求紧密结合，以使评价结果能真正在医院科室的管理和发展中起到指导性作用。

该医院根据其自身特点和管理需求，利用大数据平台和医院运行指标集，构建出涵盖了与医院临床科室规模和效益相关的多指标评价体系；在评价指标的筛选中应用聚类分析方法使指标筛选的结果更加客观、科学、合理，也采用必要的技术手段对指标数据进行调整，避免病种差异对临床科室相对效率的影响被放大；通过DEA对该医院14个临床科室5年相对效率的分析，可以清晰地看出目标科室的运行效率、发展轨迹和趋势，对医院管理者决定有限资源的投入方向，实现资源的优化配置，不断提高医院的综合竞争力和可持续发展能力都有着重要的指导意义。

四、医疗收入预算编制

1.案例背景

全面预算管理，是利用预算对企业内部各部门、各单位的各种财务及非财务资源进行分配、考核、控制，以便有效地组织和协调企业的生产经营活动，完成既定的经营目标。全面预算管理作为企业的一种重要的管理机制，对于企业实施战略管理、合理配置资源、协调各部门的关系等方面都具有重要的作用。

医院的全面预算管理是基于战略导向对医院预算期内经营管理的总体规划与安排，是实现医院发展战略与业务目标的管理控制活动及其过程，是对医院所有经营管理活动所进行的数量化、货币化的全方位、全过程、全员、全额统筹安排与总体规划。近年来，国家将医院全面预算管理提升到越来越重要的位置，要求医院要实施全面预算管理，建立健全的预算管理制度，并明确规定医院应按照国家有关预算编制的规定，编制收入预算和支出预算。编制收支预算必须坚持以收定支、收支平衡、统筹兼顾、保证重点的原则。可见医院收入预算编制是全面预算管理的重要基础之一。

医院收入包括医疗收入、财政补助收入、科教项目收入和其他收入，其中医疗收入是医院主要的收入。如何科学、合理地编制医疗收入预算是现代医院全面预算管理的重要环节。

医疗收入预算一般分为院科两级编制，可以采用自上而下的形式由医院制定总预算后再将总预算分解到科室，科室根据自身的特点编制预算执行进度表；也可以采用自下而上的形式由各科室根据医院总体战略和年度计划编制科室预算再归口汇总形成医院收入预算。但是，无论采用自上而下还是自下而上的方式，常规的收入预算一般都是以工作量预测为起点，通过测算单位工作量收费水平和收费结构来进行手工编制。

某大型三甲综合医院历年均通过常规手工方式编制医疗收入预算。近年来，医院全面预算管理要求提升，对预算执行偏差控制有更高的要求。要控制预算执行偏差，必定需要准确编制预算。同时，该医院规模有所扩张，预算编制管理幅度和难度有所增加。考虑到上述情况，该医院开始探索是否能使用其他方式更加准确、便捷地编制医疗收入预算。

2.整体思路

预测是大数据应用的核心，也是挖掘的价值所在。当前大数据预测模型应用的主流模式是将传统的统计学、计量经济学与机器学习等分析手段充分融合。该医院大数据平台的建立，使利用大数据预测技术来编制医疗收入预算成为可能。该医院拟定利用通过常规手工医疗收入编制方法和SARIMA模型预测方法分别对2016年、2017年、2018年各科室及全院医疗收入进行预测，并对两种编制方式的预算执行情况进行分析，以期获得更加高质量的医疗收入预算。

3.方法运用

使用常规手工编制方法按照"医疗收入预算=工作量预测值×单位工作量收费水平预测值"的方式，对门诊收入和住院收入分别编制后汇总作为全院医疗收入预算。以大数据平台管理数据资源中心近1年各临床科室工作量作为工作量预测值基数；以近1年各临床科室工作量及业务收入信息，计算单位工作量收费水平作为单位工作量收费水平预测值基数。在此基础上，根据医院战略发展规划、业务调整计划、诊疗方式调整、人员变动计划等因素，预测各科室预算年度门诊量与住院床日的变化率，以确定工作量预测值；因收费项目政策性调整预期、病种结构的变化、提高技术劳务性收入、控制卫生材料和药品费用而导致的费用结构的变化以及新技术新项目收费标准的实施等影响因素，合理确定单位工作量收费水平预测值。

SARIMA模型是时间序列分析中重要的模型之一，是随机季节模型与ARIMA模型的结合，可用于对同时具有长期增长或降低趋势、季节性循环变动和随机波动的时间序列的预测分析。该医院使用python语言，建立SARIMA模型。利用2011—2015年逐月实发全院及各临床科室门诊收入和住院收入数据，预测2016年逐月全院及各临床科室门诊收入和住院收入数据；利用2011—2016年逐月实发全院及各临床科室门诊收入和住院收入数据，预测2017年逐月全院及各临床科室门诊收入和住院收入数据；利用2011—2017年逐月实发全院及各临床科室门诊收入和住院收入数据，预测2018年逐月全院及各临床科室门诊收入和住院收入数据。

4.应用效果

将2016—2018年全院医疗收入执行情况与上述两种医疗收入预测情况进行对比，详见表6-6，可以看出2016—2018年该医院运营状态良好，各年度全院医疗收入均超预算执行。一般来说，医院收入预算执行差异率最好控制到5%以内。手工收入预算编制预算执行差异率分别为4.07%、10.97%和6.67%，超出预算执行差异率控制最佳范围；SARIMA模型预测执行差异率分别为3.2%、4.54%和4.46%，各年度均控制在5%以内，并且波动较小，优于手工编制预算执行差异情况。

表6-6　2016—2018年全院医疗收入执行比例　　　（%）

年份	手工编制预算执行比例			SARIMA模型预测执行比例		
	门诊收入	住院收入	全院医疗收入	门诊收入	住院收入	全院医疗收入
2016年	106.65	102.19	104.07	103.67	102.85	103.20
2017年	116.80	107.17	110.97	101.66	106.69	104.54
2018年	107.54	106.02	106.67	108.75	101.47	104.46

手工编制预算一般会使用历史数据推测工作量基数和增长率基数，在此基础上结合医院业务规划、新技术开展、收费项目政策性调整、诊疗方式变化等对工作量和次均费用有改变预期的因素，来确定具体预算。所

以手工编制对于预算周期内可预期变化，尤其是业务调整、收费项目政策性调整等能造成及时影响的因素，可以有非常敏感的反映。但是这些因素影响程度的预判对编制者的经验和管理素养要求较高，并且带有一定程度的主观性。例如，四川省某公立医院于2016年12月正式取消药品加成。在编制2017年度预算时考虑到了取消药品加成对收入的影响程度，但难以预计到药品零加成之后检查治疗收入提价的影响程度，导致预算编制相对偏低，预算执行差异率达10.97%。

医疗收入预算编制是医院实施全面预算管理的重要一环，对编制的准确性要求较高。但是任何预测方法都不是万能的。在医院层级收入预算编制中，应用SARIMA模型预测比传统手工编制更有优势；在科室层级收入预算编制中，传统手工预算和应用SARIMA模型预测各有千秋。编制者应将传统手工编制方法与SARIMA模型预测法结合起来，在SARIMA模型预测基础上加入对可预期影响因素的判断，以期获得更加高质量的医疗收入预算，为医院全面预算管理打下坚实基础。

五、医院床位配置

1.案例背景

卫生资源是指在一定社会经济条件下，各种卫生服务所使用的投入要素的总和，包括硬资源和软资源。其中，硬资源是指卫生人力、物力等有形资源，主要包括卫生机构、医院床位、卫生人力和医用设备等；软资源是指医学科技、医学教育、卫生信息、卫生政策及卫生法规等无形资源。

医院床位是医院用以收治患者的基本装备单位，也是医院工作规模的计算单位，还是确定公立医院的人员编制、划拨卫生费、分配设备和物资等的重要依据。医院床位作为卫生资源的重点组成部分，其配置与利用效率也备受关注。

对医院而言，床位是一种极为重要的资源，床位的使用情况是反映医院工作质量和管理效益的主要内容之一。国内外研究均表明，医院床位数能直接影响到医院的经济运营和社会功能的实现，即床位的规模、配置及其利用情况直接影响到医院整体经济的运营及卫生服务提供功能的发挥，进而影响城乡居民对医疗服务的利用。在医院管理中只有合理地配置床位，正确地分析床位的工作效率，及时地发现床位运行过程中存在的问题，才能最大限度地发挥床位资源的作用，获得持续、稳定的社会效益和卫生经济效益，这对医院管理来说意义重大。

某医院作为一家拥有1 500床的三级甲等医院，在当地具有良好的口碑。该医院拟定新开500床的分院区。如何合理分配现有1 500床和拟定开放的500床，共计2 000床的床位资源，成为该医院需要尽快解决的问题。

2.整体思路

常用的床位管理指标主要包括：

$$平均床位工作日 = \frac{期内实际占用总床日数}{同期平均开放床位数}$$

平均床位工作日指标用以计算每张床位在一定时期内工作日数，反映床位的使用情况。平均床位工作日如长期超过期内实际占用总床日数，说明医院床位经常有临时加床，病床负荷较重。平均病床工作日若低于实际占用总床日数较多，则表明床位有空闲。

$$平均床位周转次数 = \frac{期内出院人数}{同期平均开放床位数}$$

平均床位周转次数具体说明一张病床在一定的时期内收治了多少患者，是衡量医院床位周转速度的指标，反映病床工作效率。在一定时期内周转次数多，表明出院的人数多；周转次数少，表明出院的人数少。

上述常用床位管理指标主要针对现行在用床位的使用情况进行分析，并未对病床的实际需求给出建议。

该医院拟定收集上年度现有27个临床科室共计1 500床的床位分配和使用情况，采用能够明确提示开放床位合理配置范围的病床工作效率指标对现有科室床位设置进行定量分析；再结合医院重点学科发展及当地病种分布来对现有院区和新院区床位进行合理配置。

3.方法运用

基于大数据挖掘系统，医院运营管理人员构建科室床位配置数据模型，计算每个科室开放床位的上限值和下限值，据此进行是否调整床位数的决策。

病床工作效率指标使用公式为：

$$病床工作效率 = 病床周转次 \times 平均病床工作日$$

$$= \frac{出院人数}{平均开放床位数} \times \frac{实际占用总床日数}{平均开放床位数} \qquad （公式）$$

$$= \frac{出院人数 \times 实际占用总床日数}{平均开放床位数^2}$$

各科室平均开放床位数的合理区间选取95%置信区间：

$$CI = \bar{X} \pm t_{0.05,26} \times S_x \qquad （公式2）$$

该医院临床科室病床工作效率值相关指标如表6-7。其中各科室病床工作效率均数$\bar{X}$=22 462.36，标准差S=20 017.86，标准误S_x=3 852.44，95%置信区间=（14 543.55，30 381.16）。代入公式，计算出各科室平均开放床位数的合理区间。如果该科室实际开放病床数在该区间内，则不需要调整床位数；如果该科室实际开放病床数不在该区间内，则需要调整床位数。需要调整床位数的科室，如果实际开放病床数低于下限，则床位数需要调增；如果实际开放病床数高于上限，则床位数需要调减。

表6-7 该医院临床科室开放床位数合理区间的计算结果

科室	出院人数	实际占用总床日数	病床周转次数	平均病床工作日	病床工作效率	实际平均开放床位数	平均开放床位数		是否需要调整
	(1)	(2)	(3) = (1)/(6)	(4) = (2)/(6)	(5) = (3) × (4)	(6)	下限	上限	
科室01	11 939	57 963	153.06	743.12	113 744.29	78	151	218	是
科室02	2 683	35 947	38.88	520.97	20 257.47	69	56	81	否
科室03	3 964	23 005	60.06	348.56	20 934.76	66	55	79	否
科室04	3 081	23 941	49.69	386.15	19 188.92	62	49	71	否
科室05	2 187	19 402	36.45	323.37	11 786.72	60	37	54	是
科室06	1 742	22 501	30.03	387.95	11 651.83	58	36	52	是
科室07	1 814	18 144	31.28	312.83	9 783.95	58	33	48	是
科室08	1 795	19 260	33.87	363.40	12 307.48	53	34	49	是
科室09	2 010	25 868	39.41	507.22	19 990.27	51	41	60	否
科室10	3 819	16 725	77.94	341.33	26 602.57	49	46	66	否
科室11	1 349	13 782	33.73	344.55	11 619.95	40	25	36	是
科室12	1 333	9 474	57.96	411.91	23 873.05	23	20	29	否
科室13	1 210	8 837	57.62	420.81	24 246.64	21	19	27	否
科室14	550	8 599	28.95	452.58	13 100.97	19	12	18	是
科室15	365	3 431	33.18	311.91	10 349.71	11	6	9	是
科室16	104	2 766	11.56	307.33	3 551.41	9	3	4	是
科室17	243	1 568	60.75	392.00	23 814.00	4	4	5	否
科室18	13 361	88 669	75.06	498.14	37 391.32	178	197	285	是
科室19	10 248	88 021	64.05	550.13	35 235.91	160	172	249	是
科室20	4 487	37 533	41.55	347.53	14 438.49	108	74	108	否
科室21	5 973	43 984	71.11	523.62	37 233.05	84	93	134	是
科室22	2 718	20 332	45.30	338.87	15 350.66	60	43	62	否
科室23	2 431	18 054	44.20	328.25	14 508.85	55	38	55	否
科室24	2 695	19 722	50.85	372.11	18 921.61	53	42	60	否
科室25	1 625	9 696	56.03	334.34	18 734.84	29	23	33	否
科室26	1 270	7 849	55.22	341.26	18 843.53	23	18	26	否
科室27	885	7 759	46.58	408.37	19 021.37	19	15	22	否

由表6-7可见，该医院27个科室中，12个科室实际平均开放床位数在上下限范围外，床位设置欠合理需要根据上下限范围进行调整，其中4个科室需要调增，8个科室需要调减；15个科室实际平均开放床位数落在计算所得的平均开放床位数上下限范围内，可以选择不调整或根据情况在上下限之间调整。

根据上述计算结果，按照目前实际收治入院的情况来看，如果所有临床科室都按照上限配置，合计所需床位为1 940床，已经非常接近分配目标2 000床。可以暂定所有科室都先按照平均开放床位上限配置，其余60床考虑通过医院重点学科发展及当地发病和患病情况来分配。

该医院临床科室中拥有各级重点学科共计7个。床位分配时应该优先考虑各级重点学科发展需要，将剩余60床进行分配。

4.应用效果

该医院采用病床工作效率指标定量分析与学科建设定性分析相结合的方式，对2 000床进行合理配置。为了合理有效地利用有限的病床资源，医院应该根据科室床位使用情况，定期或不定期地进行科室床位调整，合理增加或减少床位。对于实际开放床位高于或低于上下限控制线的科室应给予调整，避免造成卫生资源的浪费，以提高医院的社会效益和卫生经济效益。

上述床位调整方法计算灵活简便，结果直观明了，可以作为管理者了解和合理配置某阶段医院及不同医院间病床的一种手段，为医院管理层宏观管理和决策、优化科室病床资源配置方案、充分利用卫生资源提供参考依据，对医院近远期规划的制定都有着十分重要的意义。

通过上述案例可见，大数据平台的建立使采用数据挖掘、预测等大数据技术进行分析成为可能，又能给予传统分析方法更强更全面的数据支持，为医院科学运营管理提供平台和依据。

参考文献

［1］May J H，Spangler W E，Strum D P，et al. The surgical scheduling problem：current research and future opportunities[J]. Production & Operations management，2011，20（3）：392–405.

［2］Harders M，Malangoni M A，Weight S，et al. Improving operating room efficiency through process redesign[J]. Surgery，2006，140（4）：509–516.

［3］A robust estimation model for surgery durations with temporal，operational，and surgery team effects[J]. Health care management ence，2015，18（3）：222–233.

［4］王奕森，夏树涛.集成学习之随机森林算法综述[J].信息通信技术，2018，（1）：49–55.

［5］王思宇.信息化管理对哈尔滨市某医院手术室运行效率及工作质量的影响[J].医学与社会，2019，32（1）：72–74.

［6］杨敏，朱玲凤，冯静，等.手术全程关键触点管理[J].中国质量，2019（10）.

［7］Antonio，Martinez-Millana，Aroa et al. Process mining dashboard in operating rooms：analysis of staff expectations with analytic hierarchy process[J]. International journal of environmental research & Public health，2019.

［8］杨伟，高建民，文申英，等.中国秦岭地区急诊患者就诊时间规律研究[J].陕西医学杂志，2019，48（9）：1238–1242.

［9］刘博.脑卒中和冠心病对天气变化响应及预测模型研究[D].兰州：兰州大学，2014.

［10］张莹.我国典型城市空气污染特征及其健康影响和预报研究[D].兰州：兰州大学，2016.

［11］何跃，邓唯茹，刘司寰.基于组合决策树的急诊等待时间预测[J].统计与决策，2016，（6）：72–74.

［12］程永忠.《华西医院管理实务》丛书[M].北京：人民卫生出版社，2013.

［13］王觅也，郑涛，张睿，等.医院运行指标集管理系统构建[J].医学信息学杂志，2016（6）：26–31.

［14］应桂英，李恒，段占祺，等.卫生统计指标筛选方法评价[J].中国卫生事

业管理，2012（06）：465-467.

［15］樊嵘，孟大志，徐大舜．统计相关性分析方法研究进展 [J]. 数学建模及其应用，2014, 3（1）.

［16］梁吉业，冯晨娇，宋鹏．大数据相关分析综述 [J]. 计算机学报，2016, 39, （1）：1-18.

［17］魏权龄．数据包络分析 [M]. 北京：科学出版社，2004.

［18］左娅佳，陈志兴．DEA 在国内外卫生事业管理中的应用 [J]. 中国医院管理，1999, 19（12）：41-42.

［19］戴力辉，赵亮，曾光，等．关于应用 DEA 评价临床科室效率中指标体系的问题探讨 [J]. 中国卫生统计，2008, 25（4）：402-403.

［20］孙振球，徐勇勇．医学统计学 [M]. 北京：人民卫生出版社，2014.

［21］耿珊珊，陶红兵，谢舒，等．我国医院床位配置与利用现状及对策分析 [J]. 中国医院管理，2012, 32（5）：16-17.

［22］王颖．基于精益管理和系统仿真的手术流程优化 [D]. 北京：清华大学，2020.

［23］叶枫，师庆科，莫春梅，等．数据包络分析法对某医院临床科室相对效率的评价 [J]. 现代预防医学，2013, 40（5）：870-872.

第七章

医联体大数据互联互通应用案例

本章主要介绍了医联体医院通过医联体大数据平台进行数据、流程互联互通的技术方案和几个具体应用案例，案例场景涵盖了协同医疗、协同管理和协同科研。医联体大数据平台的建设和应用水平是医联体业务能力、运行管理效率的体现，已成为医联体建设中的一项重要工作内容。

第一节　医联体数据集成

区域医疗卫生水平的发展和提高在很大程度上依赖于区域内和区域间的医联体建设，整体区域的医药卫生健康产业发展也与医联体密不可分。标准化的流程、统一化的管理、专业化的医师团队和同质化的医疗服务都离不开在合理的安全管控下实现数据资源的集成和共享交换。

依托大数据集成平台，既可以根据实际需要安全快速地实现医联体数据的共享交换，也可以通过平台提供的云端服务和应用，将互联互通、电子病历标准文档的质量管理、协同平台等有效共享至医联体。通过统一的平台资源整合和输出，有效提升区域医联体的互联互通、协同服务、医院管理和临床科研水平，进而全面促进区域医疗卫生水平的提高。

一、医联体数据集成和共享交换方案

大数据集成平台上，根据不同医联体的特点，有不同的数据集成和共享方案，但无论哪一种，总体原则还是在确保数据安全的前提下，尽量减少或减轻医联体的技术难度和投入压力。整体架构方案，如图7-1所示。

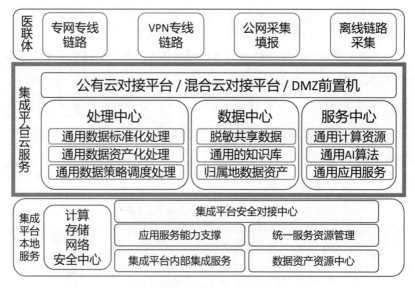

图7-1　医联体数据集成和共享交换整体架构示意图

二、云服务实现数据集成的安全管控

大数据集成平台剥离部分技术服务层的功能，并部署到混合云平台上，对所有医联体提供数据对接服务。其剥离的技术服务层大体可

设计为:

1.通用数据处理相关的服务

由于集成平台需接入相应医联体的数据,提前处理并响应这部分对接数据,将有效提升数据质量和提高数据服务的质量。因此,在云服务中将集成平台的数据标准化处理、数据资产化处理和数据策略调度处理这三个较为核心的数据治理服务和管理模块剥离。

数据标准化处理是利用集成平台已经形成的主数据标准化管理平台,将国家标准、行业标准和一部分通用标准与医联体的数据进行标准的映射和转化,最终形成可被识别和共用的统一标化数据。

数据资产化处理和数据策略调度管理是数据治理的核心模块。将医联体的数据,通过集成平台数据治理中心有效处理和管理,通过元数据管理系统将数据统一纳入整体数据资源资产中,并最终将治理后的结果推送至医联体机构,可在第一时间发现并解决数据内在的问题,有效改善和提高数据的质量。

2.支撑区域共享交换的数据服务

大数据集成平台底层对应的是整个医疗和相关行业所有的数据资源,为有效提升区域内医疗服务水平,并与互联网医疗进一步融合,在云平台服务层有一定程度的共享数据服务。

在满足国家政策法规和医院管理制度规范的前提下,根据需要,共享数据内容通过云平台服务对外提供。一般情况下,共享数据是加工后的数据,遵循三大准则,即最大限度去隐私化,最严标准去敏感化,最高规格去院内重要信息化。从海量原始数据中,通过数据分析和数据挖掘形成的各种知识库、标准库是一种比较有代表性的"加工数据"。

对于医联体已经通过共享交换完成的数据,可在确保安全的环境下全权使用,并可根据自身的原始数据,调用集成平台的各种技术和服务来管理自身的数据资产。

3.服务中心

集成平台的云服务中，可提供基于数据、基于算力、基于算法的服务中心。同时，也会提供部分相对成熟的应用。

无论是私有云资源还是公有云资源，其算力供给的方案基本可按照60%常规算力、30%普通超算算力和10%的加速超算算力进行设计。

依托于海量数据资源，大量机器学习和深度学习的模型算法并行在集成平台中循环训练，一旦稳定并相对成熟后，可以将这部分算法模型，通过服务封装的形式快速发布到云服务环境中。集成平台云服务层提供各种算法资源池，以科技动力推动区域内医疗健康产业的发展。

三、医联体数据集成和共享交换方案的对接

为尽可能不增加医联体负担，在数据集成和共享方案中可设计四种数据对接方式：

1.以专网专线链路实现

专网专线链路方案是针对有条件的医联体机构，与区域中心医院建立专属的运营商独立专线线路。专网专线链路的好处是运营商提供的线路稳定，比较适合共享交换数据体量较大的医联体机构，并且可以通过专网专线链路，可最低时延享受数据服务和应用服务，其缺点在于专网专线链路的租用费用较高，并不适合中小型医联体。

2.以VPN专线链路

VPN专线链路方案在本质上同属于专线，区别是线路依旧属于互联网通道。在未进行拨号前线路共享使用，VPN拨号验证通过后，独享使用。这种模式以较低成本实现专线，缺点是专线线路的安全性低于专网专线链路。

3.公网采集填报

集成平台云服务提供互联网门户入口，医联体用户授权后登录该门

户，按指定功能模块完成数据的采集和填报。这种模式相对成本较低，缺点是工作量较大，且数据质量和数据实时性较差。同时，集成平台能提供的数据服务和应用服务较难在医联体落地。

4.离线链路采集

在无网络环境的条件下，可采用约定周期（每月/每季/每半年/每年等）按需进行离线数据的传输共享，约定的周期可参考医联体的实际情况。该模式的优点是投入几乎为零，但缺点也很突出。在实际推进数据集成时尽量避免该方案。

第二节 医联体院间协同患者360°全景视图应用案例

一、应用综述

大数据的发展和医院信息化集成度变高，患者360°全景视图成为基于临床大数据中心的一项典型应用。临床大数据中心收集了全量的临床数据，可以实现以患者为中心的一站式检索服务，多角度、多层次地展现患者历次的就诊数据和临床数据，满足医生通过清晰、友好的统一视图对患者的就诊信息进行查阅，从而优化医生的操作流程，使临床医生在短时间内对患者就诊情况有整体了解。

在国家卫健委出台的《基于电子病历的医院信息平台建设技术解决方案》中，明确指出建立患者信息集成视图系统。同时，中国医院协会信息专业委员会发布的《医疗大数据平台建设指南》中指出，在大数据模式下，通过整合不同系统间（包括HIS、LIS、RIS、EMR、护理、手麻、ICU、PACS等）的数据通道，能够以患者360°全景视图的方式展示患者的全治疗周期，记录患者在每一个时间节点的诊断、用药、体征数据、检查、检验、治疗、手术等数据。由此看出，国家正从顶层积极推进医疗机构建立患者360°全景视图的应用。

随着医联体的发展以及医联体的数据统一，单医院的患者360°全景视图已经无法满足临床、科研、教学的需要，医联体之间需要构建基于医联体的患者360°全景视图系统，来实现医联体机构之间共享数据并让医联体机构之间的医生能够便利地查看患者的临床信息。通过医联体的患者360°全景视图，支持分级诊疗，在一个区域内的医疗服务体系中，通过合作共享、共建共赢等，让区域内的医疗服务协作更加有效和通畅。

二、案例分析

1.背景

某大型三甲综合医院作为国家级的医疗中心，在建设区域医联体的过程中，为更好地通过数据共享为患者服务，同时提升各个医联体单位的业务和管理水平，对接了所有区域医联体的数据，进行了数据统一管理。临床医生和科研人员基于以下原因，提出了构建基于医联体数据的患者360°全景视图的需求。

第一，患者在不同医院就诊时病历资料难获取。第二，同样的药品、同样的诊断，在不同的医疗机构，名称可能是不一样的，而医联体各单位希望通过标准化的方式来了解其他医联体单位对同一类患者的诊疗过程，从而提升医疗水平。第三，对于临床科研人员，希望能够扩大科研样本库，即对所有符合条件的医联体就诊患者都能够进行科研标记。

2.设计

基于医联体数据的患者360°全景视图系统（下文简称患者360°视图），核心是建设医联体临床数据中心。不同于传统的数据仓库，医联体临床数据中心需要完成数据的实时集成，确保即使患者同一天在不同医联体单位就诊，患者360°视图能够看到所有实时数据；此外，还需保证临床数据中心的数据质量。患者360°全景视图是一个对数据要求非常高的系统，数据的一致性和完整性非常重要。

3.构建医联体临床数据中心

医联体临床数据中心的建设，有以下要求：

第一，对于院内的数据，需要实时保持一致并且过程也需要全部保存；第二，对于医联体，更多的是保持指标一致性和结论一致性，即最终一致性，例如财务数据保持每天的最终一致性，既降低工作量，也降低带宽压力；第三，建设医联体CDR，需要做大量的数据标准化工作，以保证数据集成后的一致性。

4.实现医联体异构系统实时数据融合

对于院内来说，数据需要以秒为单位完成数据集成；对于医联体单位来说，数据要以分钟为单位完成数据集成。虽然使用数据同步技术可以实现数据的集中管理，但是由于数据的异构性和多样性，数据同步复制仍存在许多问题。通过在院内搭建异构数据库实时平台，在医联体采用统一数据模型获取数据的方式可实现实时数据抽取，在完成数据高效抽取的同时，也保证了数据的标准化，最终完成的实时数据融合，能够保证院内数据延时不超过30秒，医联体数据延时不超过30分钟。

5.通过主数据实现数据标准化

患者360°视图系统在建设过程中，对所有患者建立唯一的主索引，将所有医联体的患者数据都通过主索引关联起来。利用主数据系统，对所有患者的就诊数据进行梳理标化，保证系统展示的患者就诊信息是高质量的数据。

6.通过术语体系实现医学数据语义化

将患者360°视图系统和院内的先进术语系统对接，将所有的诊断信息、药品信息和检查检验信息进行了标化，包括国家标准和行业标准，例如"慢性阻塞性肺疾病"，临床医生会在诊断中写"慢阻肺""COPD""慢性肺阻塞"等，通过术语系统，将这一类诊断都统一为"慢性阻塞性肺疾病"，无论临床医生在实际诊断中填写的是"慢阻肺""COPD""慢性肺阻塞"，或者其他同义信息，在患者360°视图中，看到的都是"慢性阻塞性肺疾病"。通过术语标准化的过程，让所有医联体单位看到的都是同一个标准的术语，真正地在医联体之间完成数据统一和术语统一。在患者视图的展示中有着巨大的意义。

7.构建脱敏加密系统

由于患者360°视图集成了患者所有的信息，其数据安全性非常重要，患者隐私保护也非常重要，利用脱敏加密系统，对患者隐私数据进行了脱敏加密；若临床医生需要查看患者隐私且该医生有权限查看时，可通过点击方式查看，系统会在显示信息的同时做重点日志备份记录，方便后期做安全检查。

8.患者360°视图系统界面应用设计

患者360°视图系统主要包含两个功能界面，针对用户的需求不同，专注点也会有所不同：一个是患者就诊概览视图，该视图主要以时间和事件为维度，将患者在所有医联体的就诊信息在时间轴上进行串联，灵活展示医生需要的概览信息；另一个是患者就诊详情视图，展示患者在医联体的历次就诊详细信息。

1）患者就诊概览视图实现与应用

患者就诊概览视图是以时间为维度，展示所有医联体历年来的患者就诊信息，包括就诊期间发生的事件以及医生关注的指标，同时根据需要动态调整某个时间段患者在所有医联体的门诊、急诊、住院以及体检记录。

对于每一个数值类的指标，都会有指标的参考区间，当数值超过标准区间，就会以红色来表示，提示医生重点关注，同时使用人员能够灵活配置自己关注的指标，包括患者生命体征，所有检查、用药信息涉及是否做过检查以及药品使用情况等。

关注的指标通过自动学习形成科室专家包，可以用于临床研究以及临床教学。当科室内大量的医生或者医学专家关注某些指标时，系统能够自动将指标添加到该科室的显示模板中，让下级医生在实践中思考这些指标和患者疾病的关系，例如某个科室在"急性炎症反应监控"时，除了关注常规的一些指标，还会关注类似"白细胞介素6"等指标。

2）患者就诊详细视图实现与应用

患者就诊详细视图包含患者历次就诊的详细信息，用户在该界面看到医联体的数据都是通过主数据和术语系统进行标化过后的数据，以保证各个医联体单位看到的信息是一致的。在该视图中，如果数据是数值型数据，则可以调整信息展示方式，除了看每一次的具体值外，还能以趋势图的形式来展示最近几次相同领域的数据，例如生命体征中的收缩压，除了可以看最近一次的数据值，还能够看该患者的收缩压趋势图。

该视图除了对患者信息的多维度展示，还提供了相似患者查询以及标签功能。通过相似患者匹配，能够查询相似患者的诊疗信息，为了使相似患者查询功能更符合临床医生和科研人员的使用需求，对相似患者的选择范围扩大到诊断、检查、检验、医嘱等相关领域，使用人员可以灵活配置相似查询条件。科研人员在使用患者360°视图的过程中，能够通过更加全面的信息，来判断患者是否符合科研入组的条件，极大地提升科研病种库的质量；临床医生可通过患者360°视图，查看历史相似病例的治疗方案，辅助本次病例的治疗决策。

标签功能则让临床医生可以随时对具备科研价值的患者增加标签，同时也可以参考其他医生对患者标记的标签，更好地进行科研工作。标签包括个人级、科室级以及全院级的标签，任何拥有浏览该患者权限的用户，都可以在权限内看到该患者的标签。同时针对医联体病例还有区域协同标签，用来增强区域医疗合作共享。通过标签功能，医联体范围内的所有专科联盟医生，都能使用标签系统来合作。例如，在做肺癌患者全程管理的科研过程中，需要尽量把所有初步诊断为肺结节的患者都筛选出来进行跟踪，通过区域协同标签，所有临床医生在发现"肺结节"患者时，都打上对应的标签，最终通过区域标签来汇总具有相同标签的患者，从而可扩大样本数量。

基于医联体数据的患者360°视图系统，除了能实现患者信息的整合呈现以外，还能辅助医联体之间的业务协同，其主要体现在：所有医联体单位就诊信息的整合展示，能够支撑临床医师开展患者全程管理的业务；随访任务可分发给医联体单位，多方协作支撑患者的慢病管理业务；同时也是院间信息互联互通的重要验证工具。

第三节　医联体院间协同远程会诊应用案例

一、应用背景

一般而言，医疗机构与医疗机构之间依托现代通信网络技术、专业应用软件协作开展的各类医院管理、临床医疗、教育培训、临床科研活动可以统称为院间协同医疗业务。

常见的院间协同医疗业务有远程会诊、远程联合查房、双向转接诊、远程放射影像诊断、远程病理影像诊断等。本节以远程会诊为例，简要介绍医联体互联互通在协同医疗业务中的应用。

远程会诊业务内容一般指利用信息系统、电邮、网站、信件、电话、传真等现代化通信工具，借助省市级区域中心医院的核心医疗资源，为患者完成病历分析、病情诊断，进一步确定治疗方案的一种方式。目前一般的操作模式，由邀请会诊医院通过远程医疗信息系统客户端，将会诊患者的病历文档资料、CT、X射线、磁共振图像等影像资料，传送至远程医疗中心存储，基于已上传的会诊患者资料，会诊患者的主管医生通过与远程医疗中心邀请的会诊专家借助远程医疗信息系统客户端进行在线音视频交互，进行会诊患者的病情讨论，最终由会诊专家给出建议性的会诊结论，供会诊患者主管医生制订下一步治疗方案参考。

二、传统非互联互通情况下院间远程会诊业务过程

本节以传统远程医疗业务过程为例，简要说明非互联互通情况下院间协同医疗业务开展模式。

邀请会诊医院临床医生根据患者病情，向本院管理部门提出远程会诊申请需求（择期会诊、急会诊、单科会诊、多科会诊、点名会诊）。

根据会诊需求，邀请会诊医院会诊管理员操作远程会诊系统软件，手工填写会诊申请，会诊申请内容包括：邀请会诊医院、邀请会诊主管医生、患者基本信息、会诊目的、会诊类型、患者主诉、现病史、既往史、流行病学史、过敏史、个人史、家族史、体格检查、辅助检查、邀请方会诊诊断、治疗经过、会诊目的、入院时间等，这些文本信息都需要从本院电子病历系统中手工转录至远程会诊系统软件；除此之外，还需要从本院各医技电脑系统中手工导出检验检查报告、医学影像等非结构化临床资料，再手工导入远程会诊系统软件。

受邀会诊医院会诊管理员接收远程会诊申请，审核会诊资料的完整性，会诊需求的合理性后（如无急迫处置需求的慢性病不允许申请急会诊），电话预约会诊医生及会诊时间，并根据预约结果在远程会诊系统软件内做安排会诊操作，并打印已包含部分本次会诊信息的空白会诊意见书。

在约定好的会诊时间，邀请会诊医生和受邀会诊医生到达各自医院的远程会诊中心，通过远程会诊系统软件在线浏览邀请会诊医院上传的会诊患者病情资料，并通过远程会诊系统软件内置的视频会议功能模块进行音视频交流，讨论会诊患者病情、治疗方案。

受邀会诊医生手工填写已打印好的空白会诊意见书，会诊意见书内容主要包含病情诊断和针对该会诊患者的下一步医疗处置建议。

受邀会诊医院会诊管理员将填写完毕的会诊意见书扫描件导入远程会诊系统软件，同时将会诊意见书的纸质文件作为档案留存，受邀会诊医院

会诊管理员也会将会诊意见书内容录入远程会诊系统软件并存储。

邀请会诊医院会诊管理员操作远程会诊系统软件，打印受邀会诊医院会诊管理员上传的会诊意见书扫描件，交给邀请会诊医生。

本次会诊结束后，受邀会诊医院会诊管理员操作远程会诊系统软件，填写针对本次会诊医生的评估表，记录该次受邀会诊医生所在科室会诊任务响应状况、受邀会诊医生对预定好的会诊安排遵守程度等信息。邀请会诊医院管理员操作本软件填写本次会诊满意度调查表，对会诊过程中音视频清晰度、受邀会诊医生守时程度、工作态度、业务水平等做出评价。

会诊结束后15天内，邀请会诊医院会诊管理员在远程会诊系统软件内填写会诊患者跟踪表，记录患者后续治疗情况。

三、互联互通情况下医联体院间远程会诊业务过程

传统非互联互通情况下院间开展远程会诊业务，邀请会诊医生需要手工收集、整理分散在本院各临床业务系统软件（电子病历、LIS、PACS、心电系统、超声系统）中、会诊过程中用到的文字和医学影像资料，并由本院会诊管理员录入和上传，会诊资料的准备过程费时费力。

而在大数据平台基础上，医联体院间远程会诊业务过程则简便得多。医联体院间完成临床数据互联互通后，由医联体大数据平台CDR统一提供会诊资源查询预订服务、电子病历调阅服务，集成到各医联体医院的医生工作站软件、远程会诊系统软件。邀请会诊医院医生可在医生工作站查询预定受邀会诊医生，发起会诊申请。受邀会诊医院会诊管理员在远程会诊系统软件进行会诊安排。

会诊过程中，远程会诊系统软件利用医联体大数据平台CDR提供的电子病历调阅服务展示CDR自动汇总的患者基本信息、电子病历信息，省去了邀请会诊医生手工收集、整理，邀请会诊医院会诊管理员手工录入和上

传会诊资料的工作，提高了会诊业务的工作效率，保障了会诊资料的完整性、准确性。

医联体医院开展多种协同医疗业务，包括远程会诊、远程联合门诊、远程联合查房、双向转诊等。这些协同医疗业务系统软件都可以利用医联体大数据平台CDR统一提供的协同医疗资源查询预订服务、电子病历调阅服务，进行业务流程管理和业务过程中的电子病历调阅，提高工作质效。

第四节 医联体管理业务互联互通应用案例

医联体的建设和发展可以充分发挥某大型三甲医院的引领作用，以医联体中心医院为中心辐射周边区域的医院，建立不同等级医疗机构的权责和分工机制，优化分配医疗资源，解决医疗机构资源分配不完善问题，同时也推进了常见病就近医治，疑难杂症上转治疗等双向转诊机制。

一、应用背景

某大型三甲综合医院目前已构建了院内指标集系统，用一套完整的指标定义和管理规范来反映本院的运行情况，并用指标数据可视化方式来呈现指标数据的变化情况，医院管理层人员通过指标集系统可实时地查看门急诊就诊人次、住院患者人次、手术人次等实时指标，也可在系统中查看患者非计划再入院率、患者平均住院日、出院患者次均总费用等指标，并配以时间轴做趋势展现，从而支撑管理者做决策分析。

该院在区域内形成了紧密医联体模式，以该大型三甲医院为中心的医联体致力于解决医疗卫生资源总量分布不均、基层医疗技术能力严重不足、医疗服务模式亟待优化、全程健康服务不到位的问题。该院构建了整套医联体管理的实施方案，方案是否有效执行，是否达到预期目的，需要采集数据进行统计和分析。该院的管理者需要有一种直观的数据可视化方式，监测医联体医疗服务、卫生资源管理的情况，特别需要重点关注中心医院到医联体各单位的患者下转上转的情况。

二、应用需求

在没有医联体指标集系统前，医联体单位每月以Excel报表形式向中心医院报送"医院月报"、卫统月报等指标告知中心单位本月医联体单位的运营情况。中心医院相关部门还需要在上报的月报中提炼出医联体医院管理相关数据指标才能了解当月医联体单位运营详情。以手工报表的形式上报指标数据，一方面对人力有消耗，一方面手工数据难免出错，并且对于一些重要指标按月报送难以满足管理决策层对指标数据的实时需求。因此设计并实现一套可以实时监控医联体医院运营数据，并进行可视化分析的指标集系统是非常必要的。

中心医院采用网络专线将各医联体医院的信息系统数据全量采集至医联体大数据中心。根据不同的数据类型和采集需求，按需、按天、按月将数据抽取到医联体大数据平台的数据湖中。通过数据对标、数据清洗、数据质量核查，数据从数据湖到数据中心再到领域数据资源中心，运营管理类数据存放于管理数据资源中心中。以此为基础构建完整的指标集系统，将医联体运营管理数据进行可视化呈现、对比分析、趋势预警等。

三、应用功能实现

医联体指标集系统"驾驶舱"功能页面，主要包含医联体单位的总体数据展示和医联体单位之间协同合作业务开展情况展示。医联体总体数据指标包含实时指标门诊人次、急诊人次、住院人次、手术台次等，也包含一些非实时指标例如：患者平均住院日、医联体卫生人员数、总床位数等。患者双向转诊数量是医疗体机构间协同业务开展状况的重要参考指标，在"驾驶舱"地图上以迁徙图形式呈现，管理层可以直观地看到不同的医联体医院患者双向转诊业务开展情况差异。对于一些重要指标，门诊人次、急诊人次、总收入、总床日数等，对该单位加入医联体前和加入医联体后进行了对比分析，管理层也可以直观地看到医联体对该单位发展的影响。

　　在医联体指标集系统中，单个医联体医院14类指标在系统的"可视化"页面中进行了可视化处理显示，并在医联体医院之间进行了横向对比（见图7-2）。14类指标分别为：门诊管理、住院管理、入院管理、工作效率、卫生经费、医保管理、辐射能力、患者负担、工作负荷、医疗质量、手术管理、医疗服务、卫生资源、DRGs分析。每类指标包含了若干子指标，以门诊管理类指标为例，门诊管理类指标中有11个子指标都是门诊运营工作中提炼出来的有助于管理的数据统计项，例如门诊收入、门诊人次、门诊次均费用、门诊药品收入、门诊患者次均费用等，这些子指标既包含了门诊工作量统计也包含了门诊收入统计。这些子指标按来源的不同，也分为基础指标和计算指标两类，基础指标直接来源于数据汇总，计算指标是基于基础指标，通过指标计算规则推算出来的指标。对于每个指标还做到了指标详情的展示，以门诊收入指标为例，除了对指标用柱状图做趋势展现，还对该指标进行了详情展示。在指标详情中，门诊收入指标可以按科室维度进行排名，在同一科室中按医生维度进行排名，并能展示每个科室和每个医生当月产生的门诊收入。医联体大数据平台MDR包含了过往若干年的历史数据，这样指标集系统可做趋势分析、回归分析、预测分析，更有效地最大化医联体运营管理大数据的价值。

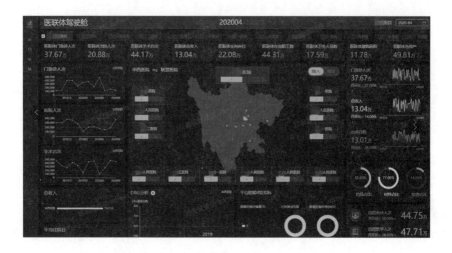

图7-2   医联体指标集系统图例1(模拟数据)

四、应用效果

医联体指标集系统的用户包括医联体中心医院管理者、医联体联盟单位管理者。中心医院管理者能看到医联体联盟的整体状况，也能看到某家联盟单位的情况，便于洞察业务变化，投入与产出对比等；联盟单位管理者可看到自己医院的运营情况，同时通过横向对比，了解到自己医院与同类其他医院的差异。

医联体指标集系统的应用场景包括PC端和移动端。PC端系统突出会议级别应用和管理指标集展示、查询服务；移动端系统突出个性化定制的指标集展示和查询服务。

医联体指标集系统除了描述性统计分析可视化呈现外，还通过大数据挖掘算法进行指标预测，为管理者提供辅助决策功能，对异常指标进行监控。

第五节　医联体临床科研业务互联互通案例

一、医联体临床科研概述

医联体模式的出现在一定程度上提高了我国医疗卫生服务效率和临床科研能力，合理的分工协作让医务工作者在治疗疾病的同时拥有更多的时间进行临床科研工作，同时区域中心医疗单位带动了区域范围内的其他医疗卫生机构的科研发展，也加深了各级医疗机构之间的交流与合作。

二、传统医联体科研实现模式

医联体科研实现模式主要包含临床科研知识培训、临床科研数据共享、科研项目协同开展和基础实验协同开展。其中临床科研数据共享是成本消耗最大的环节，尤其是在数据采集、数据核查、数据存储、数据传输、数据应用等阶段会耗费大量的精力。

传统的医联体科研在数据采集阶段通常依赖于手工操作，翻阅纸质病历后在Word或者Excel等软件工具里手动录入患者数据；通过U盘或者网络进行数据的传输与共享，最后将汇总数据导入自己的分析软件分析。如此手工方式导致工作量大、数据质量低、工作效率低，无论从数据存储角度还是数据传输角度考虑数据安全性都较低，一旦涉及大样本研究就举步维艰。

传统医联体科研方式已经明显落后于当下的信息化应用水平，因此通过医联体单位的信息化支撑，实现系统级别的数据共享是当前较多的科研协作模式。例如进行网页填报，使大家有统一的数据录入入口以及安全的存储与传输；或开发数据接口使医联体单位将数据推送至前置机，然后再从前置机拉取数据。这些方式所耗费的成本也仍然较高。一方面，由于医院业务系统众多，导致需要做大量的接口进行数据推送，接口的开发成本与运维成本都很高；另一方面，即使做好了接口，自动推送了数据，由于数据底层和数据核查、数据应用属于完全解耦状态，导致这部分数据复杂度高、可用性低，还远远达不到高效率临床数据共享的程度。

三、医联体科研实现模式

基于医联体大数据平台RDR实现了临床科研数据共享，解决了传统医联体科研不能解决的难题。首先，利用大数据平台收集了所有医联体单位的业务数据，然后通过主索引、数据核查、数据治理等阶段完成了数据的清洗；其次，建立领域模型做更深程度的清洗，同时为架构应用系统做准备；最后，在各个领域模型上架构应用系统，使得数据底层、数据中层、数据应用紧耦合。

这样的统一集成、分区分层的模式使得医生不必参与科研用途的临床诊疗数据的收集，只需在应用终端直接进行数据检索即可获取患者在医联体医院之间流转、诊疗过程中所产生的所有临床业务数据。一方面减少了工作量，另一方面保证了数据质量，数据安全也得到了保障。大数据平台整合技术还避免了传统接口技术所带来的困扰，使得开发成本、运维成本降低，数据利用效率提高。在应用终端可提供多种应用服务，数据检索、随访收集、数据分析、视图浏览等均可在统一的应用门户使用到，达到数据互联互通的目的。

四、医联体科研业务互联互通案例

1.案例背景

某大型三甲综合医院负责的一项科技课题"基于人工智能的心梗风险

预测辅助决策系统开发"。计划整合医联体患者数据，构建区域患者数据库形成心梗大数据资源库，开展科研随访，并在此基础上，通过大数据技术开发心梗预警模型，从而减少急性心梗事件发生，提升救治率从而改善预后。

2.基于医联体临床数据中心的心梗科研数据库构建

1）医院诊疗数据采集

在该院医联体临床大数据检索系统搜索，中心医院心梗病例有2 000多例，而医联体心梗病例有8 000多例。医联体临床大数据检索系统是基于大数据平台的应用之一，检索数据来源是整合了医联体数据的临床数据中心。检索系统还有术语能力的辅助，使搜索关键词优化成搜索概念。当搜索心梗时，除开搜索心梗关键词之外，还会搜索心肌梗死等同概念词及其下位词，使得搜索更加完整。因此，基于医联体临床数据中心的检索系统开展多中心科研，对减少医生工作量、提高数据质量、促进科研课题实施均具有积极的作用。同时，医联体数据的汇集使得病例资源量级提升，对辅助决策系统模型训练至关重要，可提高模型的预测精准度。

2）院外随访数据采集

患者在医联体医院之间流转、诊疗过程中所产生的所有临床业务数据通过大数据平台汇聚在一起，但还不足以构成患者的全程管理与全周期数据分析。针对急性心梗患者，出院后的稳定随访可以使医生及时了解患者生命体征状态，给出相应的干预措施最终达到降低心梗复发概率的目的。

在传统随访中，心梗患者在单家医院就诊后会开起相应的随访流程，若在多家医院就诊则会有多个随访流程，频繁的电话与问答使得患者苦不堪言，同时即使收集到了数据，与诊疗信息的关联也存在问题，导致数据复杂度较高。在新兴医联体互联互通随访中，由于各家医院数据集成，故针对患者可以做到统一随访，不再做重复的工作，还可通过大数据平台的统一数据服务，做到随访信息、基线信息自动整合与关联，极大限度地提高了科研效率。

　　临床科研病种库系统是基于大数据平台衍生的应用之一，其随访功能可以满足统一随访需求。通过对患者的入组，可查看此患者在各医联体的就诊记录并自动抓取诊疗数据，再利用随访流程设计控制随访节点。医联体医生可直接在随访流程设计中添加、查看相应随访节点，设计随访CRF表单来填写、整合对应的基线信息与随访信息，使得医生和患者都不再做重复的劳动。本案例将检索系统所检索出的8 000多例患者全部入组至科研病种库，设计基本信息表、检查表、检验表、医嘱表、手术记录表、心肌梗死随访周期表等CRF表单来进行患者基线数据以及随访数据的收集。其中3 000例已通过电话随访的方式采集到心肌梗死随访周期表数据的患者组和未采集到随访数据的患者组进行模型预测正确率比对，发现采集到随访周期表数据的模型预测正确率更高。随访数据的收集为训练模型纳入更多的特征，特征数量的提升使模型对患者心肌梗死复发率的预测更为精准。

参考文献

［1］张宇，王觅也，师庆科，郑涛，白丁. 促进医体协同的患者全息视图应用研究 [J]. 中国卫生信息管理杂志，2021，18（4）：450-454+470.

第八章

新技术时代的大数据应用展望

　　一个比较完整的医院大数据平台不应只考虑当前的情况，着眼于现状解决目前的问题，还应该放眼未来，以包容和扩展的理念完善现有平台的设计。在科学技术日新月异的今天，可以将物联网、5G技术、人工智能、区块链等一部分相对稳定的新兴技术融入整体平台生态中。

　　本章针对物联网、5G技术、人工智能、区块链这四个新技术在医疗大数据方向的应用和未来发展做一个简单的展望，也希望能抛砖引玉，带给大数据平台建设过程更多的思考和提前的准备。

第一节　物联网技术与大数据的应用与展望

一、物联网概览及发展

　　物联网是通过各种信息传感设备及系统（如传感器网络、RFID、红外感应器、条码与二维码、全球定位系统、激光扫描器等）和其他基于物物通信模式的短距离无线传感网络，按约定的协议，把任何物体通过各种接入网与互联网连接起来所形成的一个巨大的智能网络,通过这一网络可以进行信息交换、传递和通信,以实现对物体的智能化识别、定位、跟踪、监控和管理。

早期的互联网是计算机和计算机之间进行联网和通信,网络世界与人类世界基本是完全分离的两个世界,人一离开计算机就与网络世界断开了连接。进入移动互联网时代,通过智能手机或平板将人类和网络世界更加便捷和紧密地连接起来,除了休息、体育运动等少数时间外,人们几乎随时连接在网上。

而物联网实现的是人与设备之间、设备与设备之间24小时全连接。随着现在智能可穿戴设备的流行,除了智能手机外,人们还能以各种方式同网络连接。人类的睡眠,呼吸,脉搏,心率,血压,血糖数据,居室的室温、湿度、安防数据,各种家用电器的状态、运行、能耗数据都能通过物联网网络进行收集、汇总、分析和预测。通过物联网技术,人类世界与网络世界、机器世界开始不断融合。而伴随着物联网技术的持续深入发展,依赖人类为中心发起或控制的连接,拓展到以万事万物,如智能音箱发起控制居室内的电器、养殖场动物佩戴的传感器发起控制室温、智能农场通过温湿度传感器控制局部降水等。如果将人类也视为物联网中的一个"物",那物联网最终会形成万"物"互联。

二、物联网对医疗和社会的影响

如今各行各业都开始积极利用物联网技术优化业务流程,提供差异化的产品和服务,以及提升企业的数字化能力,医疗行业也成为物联网应用最密集的行业之一。

在2017年发布的《物联网"十三五"发展规划》中明确指出,要推动物联网、大数据等技术与现代医疗管理服务结合,开展物联网在药品流通和使用、患者看护、电子病历管理、远程诊断、远程医学教育、远程手术指导、电子健康档案等环节的应用示范；积极推广社区医疗+三甲医院的医疗模式；利用物联网技术，实现对医疗废物追溯，对问题药品快速跟踪和定位，降低监管成本；建立临床数据应用中心，开展基于物联网智能感知和大数据分析的精准医疗应用；开展智能可穿戴设备远程健康管理、老人看护等健康服务应用，推动健康大数据创新应用和服务发展。由此可见物联网已成为国家推动智慧医疗建设，实现健康中国战略的重要组成部分。

在医疗行业中，不少医疗机构已经在探索物联网应用于医疗的实际场景，包括药品耗材的条码定位跟踪、大型医用设备的状态监控、基于智能可穿戴设备的疾病早期预警等。这些尝试仅仅是万物互联的一个初级阶段，随着物联网与大数据技术的进一步整合，医疗行业乃至整个社会都将进入一个全新的阶段。

三、新一代医疗健康物联网应用

早期的物联设备往往都是独立的工业化模块或简单的无线射频模块，随着各种物联设备的完善和相应物联网技术的不断成熟，利用大数据技术将海量数据进行分析和挖掘的各种IoT应用和服务也纷纷涌现。

（1）重症监护：重症患者一般情况下都需要呼吸机、监护仪等设备24小时不间断地治疗、监护，尤其在危急情况下设备采集的信息传递的及时、准确，将直接影响患者的救治效果。应用物联网技术将设备采集的实时数据进行快速收集和传递，既可以辅助重症医疗专家通过信息系统实时观测并及时处置，也可以通过基于海量数据形成的知识库进行设备与设备之间的预警和早期干预。

（2）健康管理：通过血糖、血压、心率、体温等传感器，实现人体健康数据的自动采集、自动录入和实时分析，实现患者的远程监护、远程护理。现在智能穿戴设备已经逐渐普及，基本都能做到健康数据的采集和简单的分析，但智能设备之间的联动还未完全成型。随着医疗大数据、人工智能和物联网技术的进一步融合，健康管理将更加智能化。

（3）智慧药房：通过物联网技术将药房、药库数据和配药配液中心数据汇聚整合，并利用大数据分析和处理技术，实现自动入出库、自动配药配液、自动发药、自动盘点等功能。降低人为差错，提高调配效率，减轻人员的工作负担，减少患者等待时间。

（4）设备管理：通过各种设备传感器、环境传感器实时采集和监控设备的温度、湿度、电压、运行状态等数据，利用大数据平台为各种医疗设备提供智慧管理功能。

（5）物资管理：通过RFID标签、二维码等对医用物资、设备、耗材进行管理，提升物资管理效率和准确率，降低管理成本。供应链管理一直是综合医院的管理难题之一，物联网技术可有效解决在完整链路上的数据采集和交互。

（6）人员定位：通过定位传感器实现人员实时定位、轨迹追踪、视频联动等功能。为医护人员提供安全保障，为后勤人员提供工作分配、绩效考核依据，为安保人员提供考勤管理等。

（7）影像识别：通过影像识别摄像头对重点患者、重点监控人员、重点区域实现实时人脸识别、人流分析、轨迹追踪、会议签到、医闹防范等功能。提高医院的管理能力、服务能力和安防能力。

（8）智慧物流：通过RFID实时定位追踪技术对院内流转物资监控，确保物资安全可靠抵达。通过自动导航车、自动机器人实现配药配液中心到各病区的大批量输液运输。通过冷链和自动导航技术也可以安全实现药品的物流送达。

四、物联网相关的技术

物联网本质上是将一切人—物、物—物连接成一个个大小不同的网络，支撑其应用的技术就需要与传感器、计算、网络、存储和安全等全面融合，才能产生真正的效用。

1.传感器技术

传感器属于物联网应用的一种边缘设备，相当于人体的神经末梢。传感器的主要作用是通过接触/非接触的方式采集数据，并根据应用场景需要在传感器本地或通过网络将数据实时传送到后端服务器，完成数据处理和分析，并实时将结果通过传感器反馈。

在物联网应用普及的时代，我们的身体、家居、交通出行和城市周围或内部，将会部署大量的传感器，它们之间由无线网络相互连接，并在各种设备中注入了一定程度的人工智能。人和物联设备在每一个时刻的每一次互动和每一个实时选择，都将成为可被感知、被采集的数据。

传感器的主要种类有：

（1）环境传感器：用于监控环境中的温度、湿度、空气质量、水质、光照强度、辐射、震动、压力等数据。

（2）设备传感器：用于监控生产设备的运行、能耗、闲忙、寿命等状态，也可以用于设备运行参数调整、设备信息调整等。

（3）影像传感器：指具有智能识别、智能追踪、智能分类、智能行为分析等功能的智能摄影摄像机，主要用于安防监控、人员行为分析、轨迹分析等场景。

（4）定位传感器：用于确定移动物体在坐标体系中的位置及运行状态。定位传感器可以用于员工管理、医废管理、院内导航、药品耗材流通、物流配送等场景。

（5）健康数据传感器：采集体温、心率、呼吸、血压、血糖等人体体征数据，用于健康管理、预警及干预、远程医疗等场景。

2.边缘计算技术

边缘计算本质是一种计算架构和计算的处理模式，其核心是在靠近物或数据源头的网络边缘侧完成所有计算过程，主要解决当以云计算为中心的计算模式对海量数据传输中网络带宽的压力、物联设备低延时响应的需求。整个计算过程融合了网络、计算、存储和智能化应用等多个方面。随着物联网、大数据等技术的推广和普及，边缘计算的热度持续上升，大有和云计算并驾齐驱的架势。

和边缘计算相对应的是大家早已熟知的云计算技术。边缘计算和云计算相辅相成，适用于不同的场景。边缘计算一是为了避免在网络上传输海量数据造成数据洪流；二是为了在数据产生时就对数据进行分析，避免数据传输到后端数据中心再处理造成的延迟，因此将算力部署在物联网的边缘端。云计算适用于将各种数据、各个机构、各个行业的汇聚到一起，将多个维度的数据整合到一起，更好地将数据转化为生产力。

现在的移动互联网应用是典型的边缘计算与云计算结合的例子。我们使用的智能手机是边缘算力的代表，每时每刻都在产生各种消费数据、位置数据、运动数据、健康数据等，通过这些数据可以实时了解个人的生产、生活和健康情况。当这些数据汇聚到云数据中心后，会由专门的大数据分析应用利用云中心更强大的算力和存储能力对这些多维度数据进行整合、清洗、分析和利用，为每个人生成数字化画像，供消费、娱乐、健康等场景使用。

3.网络技术

第一代互联网时代我们使用的是拨号网络，移动互联网络时代使用的是WIFI和3G、4G网络，而万物互联时代，我们使用的是能将WIFI、4G优势融为一体的5G网络。

当我们参加大型会议、赛事或演出时，通常会发现连不上4G信号，即使连接成功也无法收发数据。这是因为4G的并发能力有限，理论上4G每平方千米只能支持10万个设备，而IoT场景中每平方千米的设备高达数万甚至数十万个，因此要求数据传输网络具有海量并发处理能力和高带宽、低时延特点，而这正是5G技术的优势所在。

不过在5G网络全面普及之前，物联网采用的网络技术也经历了一个演进过程。早期物联网设备使用的网络称为WLAN，主要代表有Wi-Fi、蓝牙、Zigbee等，因为覆盖范围、并发连接数、功耗等原因，无法全面满足物联网应用的要求。

WLAN之后出现的是低功耗广域网络，它的特点是速率不高、功耗低、覆盖面广。LPWAN的代表有NB-IoT、eMTC、LoRa、Sigfox等。

NB-IoT称为窄带物联网。NB-IoT具有低成本、低功耗、大连接、广覆盖的优点，不足之处在于NB-IoT的带宽窄、速率慢。NB-IoT是由电信、移动等通信运营商建设，具有高可靠、高安全性的特点。

eMTC称为增强机器类型通信。eMTC也由运营商负责建设，和NB-IoT相比具有更高的速率和带宽，但覆盖度和成本不如NB-IOT。

4.存储技术

除内存外，人们熟悉的外置存储类型有DAS、SAN、NAS和对象存储。

DAS通常指服务器、台式机、笔记本等的内置硬盘。优点是连接简单、速度快，缺点是存储空间扩展能力有限，无法同其他设备共享存储空间，资源利用率不高。智能手机的内置存储空间是直连存储的典型使用场景。

SAN存储也称为块存储，可以看作是直连存储的升级版。优点是速度快、空间扩展能力较强、资源利用率高、数据服务功能丰富（提供RAID、快照、镜像、容灾等）。缺点是需要单独组建SAN网络，服务器要额外配置专用的FC光纤卡，存储空间共享能力较弱。块存储适用于运行数据库、虚拟机等对性能要求高的应用。

NAS存储专用于文件共享场景，我们在局域网内使用的内部共享盘就是文件存储的典型使用场景。优点是便于文件共享、办公协同、资源利用率高、节约存储空间。缺点是性能比块存储差，文件数量过多时检索效率很低，只能在小范围内共享存储空间，如在科室内部、部门内部等。文件存储主要用于文件共享场景。

对象存储可以看作是文件存储的升级版，其目的是满足跨地域文件共享和工作协同需求，以及海量文件（数十亿、数百亿个文件，PB以上文件大小）存储和管理需求。优点是文件管理和组织方式简单，可以在全国或全球范围内分享文件，空间扩展能力近乎无限。缺点是性能较差、跨地域同步数据时间较长。对象存储适用于文件数量巨大、文件修改频度低、跨地域文件共享、文件长期保存（如保存10年以上）等场景。我们常用的百度云盘就是对象存储的典型使用场景之一。

从上面的介绍可以看出，不同的业务场景、不同的应用需要使用不同的存储类型。物联网应用的蓬勃发展以及对数据分析的实时性要求越来越高，催生了一种新的存储需求——"流数据存储"。

因为各种物联网前端设备、传感器对数据都是24×7×365持续进行采集的，物联网应用将原来离散的数据采集方式转变为连续采集，这就产生了新的数据类型：流数据。流数据可定义为一组顺序、大量、快速、连续到达的数据序列。一般情况下，数据流可被视为一个随时间延续而无限增长的动态数据集合。流数据可以理解为数据像流水一样源源不断地涌出，无穷无尽。

常见的视频数据类似于流数据，人们看到的都是动态的、连续的影像数据。但视频数据的实质仍然是由一帧帧离散的图片数据组成，只不过数据采集的间隔较短。而且每个图片数据从几十MB到几十GB，都有一个固定大小。但流数据的大小是动态增长的，不固定的。飞机发动机运行监控数据、自动驾驶汽车产生的数据、医院重症监护室中各种生命体征设备采集的数据才是真正的流数据。

物联网流数据除了上述源源不断、无边无界的特点外，对数据实时处理分析的要求也非常高。在物联网世界中，数据生成的瞬间是价值最高的时刻。因此各种物联网应用需要在数据产生的同时对数据进行分析，也就是实时分析，才能产生最佳的应用效果。金融反欺诈系统、自动汽车防碰撞系统、重症患者监护及预警干预系统等都需要在发现数据异常时立即发出警示信息和应对建议。

针对物联网流数据的特点和应用场景，流数据存储需要满足以下需求：

（1）低延时：在高并发条件下 <10 ms 的读写延时。

（2）仅处理一次：即使客户端、服务器或网络出现故障，也确保每个事件都被处理且只被处理一次。

（3）顺序保证：可以提供严格有序的数据访问模式。

（4）检查点：确保每个读客户端/上层应用能保存和恢复原来的使用状态。

除满足以上需求外，对流数据的存储还应具有以下特点：

（1）自动扩容缩容：流数据量激增时能自动扩展存储空间，数据量下降后能自动回收存储空间。

（2）完全不丢失数据：确保数据存储安全，在各种硬件、软件故障下不会丢失数据。

（3）无限流：具有近乎无限的数据处理能力，可以接入各种IoT应用的各种流数据。

（4）与主流处理平台集成：能与Spark、Flink等主流处理平台无缝集成。

5.安全技术

物联网应用带来设备和数据的几何级增长，这些设备和数据与生产、生活甚至生命都密切相关，一旦发生设备入侵、数据泄露等问题，其后果和损失将十分严重。在物联网环境中需要确保设备安全、网络安全和应用安全。

1）设备安全

确保设备物理安全：物联网应用会在各种环境中使用各种有源、无源和有线、无线传感设备。这些设备要能在恶劣的环境中持续长期工作，要能防止被毁、被盗。

防止非法入侵：大多数物联网设备都是通过蓝牙、Wi-Fi、NB-IoT、

4G/5G等无线方式联网，这些联网方式都有极大的安全隐患。物联网设备同网络连接前需要设置网络连接密码，为操作方便，大部分物联网设备的初始密码类似"1234"等极其简单的设置，大部分人不会去修改初始密码，这就造成物联网设备很容易被入侵，造成数据篡改、数据泄露等安全事件。

防止非法植入：简易安全管控的物联网传输网络，容易被植入非法传感器窃取数据或者故意传输错误数据。

要确保物联网设备物理安全需要满足以下条件：

（1）RFID标签等无源设备具有不易磨损、不易损坏、长久耐用的特性。

（2）各种有源传感器需要具有高能效、低功耗、易使用、易维护的特点，能在高温、高压、高湿度、高毒性等环境中长期稳定工作。

（3）一套完善的物联网设备管理系统，可实时监控、统计和展现各种设备的使用情况、损耗情况等，能统一、批量地进行密码管理、认证管理等。

2）网络安全

防止数据被窃取、篡改：防止数据在网络传输过程中被监听、被窃取。主要的防范手段有访问控制、身份认证、数据加密、数字签名、数据完整性验证等。

防止网络入侵：防止物联网传输网络被攻破带来的安全事件。主要的防范手段有堡垒机、防火墙、VPN、网闸等。

防止网络攻击：防范物联网应用网络收到来自外界的DDOS等非法攻击，造成服务响应慢、无法提供服务等事件。主要的防范手段有禁用UDP协议、启用授权验证、增加网络防火墙、隔离互联网连接等。

3）业务安全

防止应用中断：物联网应用将来会成为企业的核心应用，应用中断不仅会影响生产安全，还可能危及生命安全。应用安全性高的技术有集群技术、双活技术、容灾技术等。

防止数据丢失：物联网数据最终会从边缘汇聚到数据中心或云中，数据丢失会造成业务中断、敏感信息泄露等安全事件。防止数据丢失的手段有数据库访问控制、数据加密技术、备份技术、连续数据保护技术等。

五、医疗物联网应用平台解决方案

物联网在医疗行业有广阔的应用前景。在设计物联网解决方案时不能将重心放在某一个或某一类物联网应用上，要有平台思维，通过建设一个统一的平台支撑各种物联网应用，汇聚各种物联网应用的数据，对数据进行统一的分析和利用，对设备进行统一的运维和管理，从而降低物联网应用的建设成本、使用成本和运维成本，提升数据的利用率，让数据产生更大的价值。

如图8-1所示，物联网平台有边缘计算层、网络层、数据中心层和云计算层组成。

（1）边缘计算层：由各种前端采集设备组成，负责采集位置、物资、环境、视频、音频、生命体征等数据。边缘计算层具有数据分析和存储能力，可以对采集到的数据进行实时分析和预警，也可以在网络中断时缓存数据，待网络恢复后再向后端数据中心发送数据。

（2）网络层：由物联网AP、物联网网关等设备组成，负责数据的传输、交换和汇聚。

（3）数据中心层：由服务器、核心交换机、存储和物联网管理系统组成，负责数据的进一步分析利用和保护，提供统一的设备管理、能耗管理、安全管理等功能。

（4）云计算层：负责汇聚各个机构、各个行业的数据。如医联体的云数据中心可以汇聚各个医院的数据，汇聚公卫、社保、医保、公安等行业数据，形成更加全面的数据视图和提供更高级的数据利用能力。

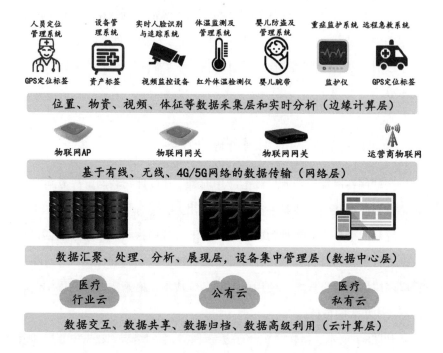

图8-1　医疗物联网应用平台系统架构

第二节　5G技术与大数据的应用与展望

一、5G概念及发展

5G是第五代移动通信技术的简称。人类发展通信技术是从1980年左右开始的，从第一代通信技术到现在，历经40年左右的时间，目前已经进入第五代。

第一代移动通信（1G）技术是模拟技术，通过对信号的模拟传输，让人们可以通过手机进行语音通话。第二代移动通信（2G）技术在模拟的语音信号基础上增加了文字信息功能，人们除了语音通话外还能收发短信，也就是将信号的调制方式从模拟转为数字化。第三代通信（3G）技术是以多媒体通信为特征，让人们进入移动互联网时代，通话、上网、聊天、阅读电子小说是主要应用场景。第四代通信（4G）技术主要体现在移动互联方面。我国基于此提出了"互联网+"战略，开始打通线上和线下，促进企业和个人之间更紧密的连接和互动。应用场景更加丰富，从语音通信、个人社交到掌上购物、视频播放、在线游戏、在线支付转移全面覆盖，手机已成为人们不可或缺的工作、娱乐、休闲、交流、消费工具。4G时代的人们出门可以不带钱包、身份证，但手机不能不带。

第五代通信（5G）技术商用后，人类社会将逐步进入万物互联时代。5G将和物联网、大数据、AI、VR、AR等技术一起推动物理世界和数字世界的融合。技术上5G同3G、4G的显著区别之一是移动互联网络与移动通信网络的融合，现在人们家里通常有Wi-Fi和4G两个网络，而在5G时代，人们只需使用5G一个网络即可。新冠疫情期间不少方舱医院的网络建设就利用了5G网络融合优势。如武汉江汉开发区方舱医院通过5G无线组网方式，3位工程师在4小时内就完成了方舱医院内部的网络与终端设备部署工作，这种实施速度在传统的有线组网方式下是完全无法想象的。

二、5G对医疗和社会的价值

2019年6月6日，工信部发布5G商用牌照，我国正式进入5G时代。"4G改变生活，5G改变社会"，这是5G商用后最响亮的口号。主要原因在于5G及其相关应用会带来数据量的爆炸性增长，人类社会可以基于此真正构建"数据（data）、信息（information）、知识（knowledge）、智慧（wisdom）"这个DIKW金字塔体系，从而大大加速各行各业数字化转型和智慧化进程。

和5G相关的应用场景有：工业互联网、车联网、云计算、边缘计算、超高清赛事直播、VR直播、无人机VR、智慧教育、智慧医疗。

三、基于5G的医疗应用

5G具备超高速率、超低时延、超大连接三大特性。具体到医疗行业，主要有以下应用场景。

（1）远程医疗场景：包括远程手术、远程诊疗、远程急救等。这些场景需要高速的网络连接，海量的速度发送和超低的网络延时。如2019年3月，解放军总医院基于中国移动5G网络，完成了全国首例5G远程手术，为北京一名68岁的帕金森症患者植入"脑起搏器"。2019年四川华西医院在联通5G网络环境下，进行了远程超声诊断的演示：基于5G网络的高清、流畅的视频语音使医生与体检人员能够进行全方位实时无障碍沟通。5G高性能的超声成像技术，也使得远程超声诊断系统与近端超声检查图像质量高度一致，突破了传统诊疗方式的局限，克服时空的障碍。

（2）智慧医院场景：5G投入使用后，结合AI、IoT技术催生了许多智慧医院相关应用。如上海仁济医院将5G与智能机器人结合，使用核医学服务机器人为放化疗患者提供生命体征采集、药品配送、远程视频沟通服务；使用消毒机器人进行院感控制及远程消毒；使用物资配送机器人进行高值耗材、试剂物资运输；使用访客引导机器人对大楼、病区、科研楼访客进行引导等。新冠疫情期间，武汉不少方舱医院采用了无线5G网络与本部数据中心之间进行连接，并基于5G技术开展了远程会诊视频监护、智能清洁机器人、智能送药机器人、远程办公、远程运维等业务，为方舱医院的快速建设，安全、高质量服务提供了有力支持，也为未来的智慧医院建设提供了宝贵经验。

（3）精细化管理场景：由于5G具有超大连接特征，支持每平方千米百万量级的连接数，因此特别适合与物联网技术结合帮助医疗机构提升精细化管理水平。如为各种高值耗材、被服等贴上专用标签，实现资产精细化管理；为路灯、供暖、智能设备等增加传感器，动态调节照明、供暖、降温等，实现能耗精细化管理；为医护人员、院内人员提供精准定位服务、人流监控范围等，实现人员精细化管理。

四、5G带来的挑战

纵览工业革命以来的历史可以发现，每一次革命都是由能源、交通和能源处理能力三大因素推动。第一次工业革命由煤炭、铁路与公路，以及蒸汽机等各种生产机械推动。第二次工业革命由石油及电力、输电线和流水线工厂推动。第三次工业革命由科技、互联网和计算机推动。每一次革命都代表着生产力的极大提升。

人类正在进入第四次工业革命时代，此次革命的能源为数据，通过物联网挖掘出数据；交通为移动互联网，用于传输数据；代表为4G/5G/6G网络。能源处理能力转变为数据处理能力，通常也称为算力。

5G时代会为数据中心带来以下挑战：

1.管理挑战

5G和物联网技术普及之前，数据这种新能源大多在传统的数据中心产生。普及之后，会有越来越多的数据在边缘产生。因为运输能力、处理能力的限制，以及业务需求，数据处理中心的位置也逐渐从企业内部转变为边缘端、中心端和云端。

就医疗机构而言，分散在院区各处的各种设备物联网、视频监控网、环境监测物联网等会形成边缘数据中心，数据经实时处理分析后经5G网络汇聚到院内数据中心进行进一步处理和智能化利用。随着分级诊疗模式的逐渐完善，医院之间的数据需要互联互通，各种诊疗数据、健康数据、公卫数据、财务数据等又会汇聚到医疗行业云数据中心，实现业务协同、数据展现、数据追踪、数据服务等功能。

随着数据中心位置的分散化、分布化、云化，多数据中心管理会成为新的挑战。数据和设备分散在边缘、中心和云端，如何整合汇聚数据，如何实现良好的数据生命周期管理，如何统一高效地管理软硬件资源都是亟须解决的问题。

2.规模挑战

物联网和5G产生的数据洪流也会给边缘、中心和云端的数据处理能力和数据存储能力带来极大挑战。如何配置和规划算力、存储空间规模，如何设定数据在某一个位置的保留期限，如何按照行业法规要求长期保存数据等都是需要提前规划、提前考虑的问题。

3.数据利用挑战

5G将加速人类进入智能化社会。数据是智能社会的新能源，如何利用好数据，让数据发挥最大的效力。如何将数据转化为资产、转化为生产力，是5G时代数据中心最大的挑战。

要应对以上挑战，需要做到以下几点：

（1）建立统一管理平台，统一管理和调度分布在边缘、中心和云端的数据资源、硬件资源、网络资源、软件资源和应用资源。

（2）采用全分布式，应用与数据分离架构，为数据中心提供灵活高效的扩展能力，实现计算资源和存储的按需扩展，实现数据中心从小规模到大规模到云中心的无缝升级。

（3）积极采用机器学习、深度学习技术，积极利用数据开发各种智能化应用，不断提高数据利用和数据掘金能力。

第三节 人工智能技术与大数据的应用与展望

一、人工智能的概念及发展

20世纪50年代，在著名的达特茅斯会议上，约翰·麦卡锡、马文·明斯基等几位科学家首次提出了"人工智能"概念，并在一份提案中给出了人工智能的初步定义："尝试找到如何让机器使用语言、形成抽象和概念、解决现在人类还不能解决的问题、提升自己等等。对于当下的人工智能来说首要问题是让机器像人类一样能够表现出智能。"不过时至今日，人们就人工智能仍没有一个达成共识的定义。目前比较流行的定义为："人工智能是研究、开发用于模拟、延伸和扩展人的智能的理论、方法、技术及应用系统的一门新的技术科学。"

人工智能分为弱人工智能和强人工智能。弱人工智能认为智能系统是否采用与人类相同的方式执行任务并不重要，重要的是能获得令人满意的执行结果。机器学习、深度学习是弱人工智能的典型代表。

强人工智能认为智能系统应该采用与人类相似的方式认识问题、分析问题、解决问题。其目的是让智能系统完全模拟人类，甚至超越人类。目前强人工智能离落地还有很长的路要走，我们更多的是在科幻作品中看到强人工智能。

要了解人工智能首先要知道传统程序与人工智能程序的区别。传统程序是根据已知的函数"$F(\ )$"和特定的输入"X"，算出确定的输出"Y"。人工智能程序则是首先从大量的数据中得出一个函数"$F(\ )$"，这个过程通常也称为"训练（training）"，然后使用新的数据去验证第一步得出的函数"$F(\ )$"的准确率是否足够高，这个过程通常也称为"推断（inference）"。过程如图8-2所示：

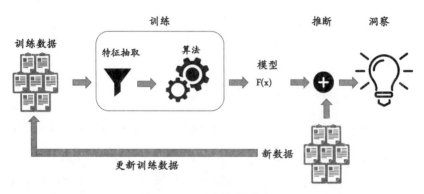

图8-2　人工智能基本原理

　　在人工智能领域有两大概念，机器学习和深度学习。机器学习使用算法来解析数据、从中学习，然后对真实世界中的事件做出决策和预测。深度学习是机器学习的子集，前身是人工神经网络，其原理为模拟大脑结构，构建类似生物神经元网络的结构来收发信息。因为数据量和技术的限制，人工神经网络早期效果不明显，在人工智能领域并未得到重视。随着大数据时代的来临，以及谷歌的研究员杰弗里·辛顿发现了有效训练人工神经元网络中新增神经元层的方法，人工神经网络迎来春天，开始在语言识别、语言识别、图像识别、智能助理等领域崭露头角，也有了新的名字"深度学习"。

　　机器学习的特点是根据已知的特征设计最佳的模型。例如肺结节影像AI应用，影像专家已知肺结节疾病的各种影像学特征，机器学习算法根据这些特征找到识别肺结节的最佳模型。所以机器学习的难点之一是如何设计最好的特征。

　　深度学习的特点是由算法自动找出目标的特征，人工干预很少。例如给深度学习模型几万张各种动物的图片，其中一些图片会有一个"猫"的标注。深度学习会自行找出"猫"这一类图片，并自动归纳出"猫"这类图片的特征。所以深度学习的难点之一是如何引导模型找到最佳的特征。

人工智能、机器学习、深度学习的关系如图8-3所示。

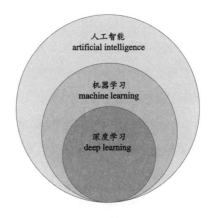

图8-3　人工智能、机器学习、深度学习关系图

二、人工智能对医疗和社会的影响

由于人工智能技术具有提高生产效率、降低人力成本、提升产品和服务质量的显著优势，各国、各行业加大了在人工智能应用上的投入。我国各部委也先后出台了《新一代人工智能发展规划》《机器人产业发展规划》《国家新一代人工智能创新发展实验区建设工作指引》等指导文件，加速人工智能产业在我国的落地。

我国医疗行业也在大力发展人工智能相关应用，根据2019年发布的《中国医疗人工智能发展报告》显示，近10年我国医疗人工智能领域中文科技论文发文量逐年快速增长，说明医疗人工智能是我国学者重点关注的研究领域。我国医疗人工智能领域中文科技论文涉及的主要学科包括生物医学工程、自动化技术、临床医学、肿瘤学和计算机软件及计算机应用等。在已有的临床应用研究中，NLP技术应用程度最高，结构化数据补充成为其主要用途；影像辅助诊断技术中CT、肿瘤应用范围最广、技术成熟度最好，辅助诊断方向是医院最为关注的应用领域。

三、人工智能与智慧医疗

目前医疗行业人工智能应用主要有以下几个方面：

（1）智能导诊：根据患者上传资料，AI引擎自动分析患者病症、病情，智能引导患者找到最合适的科室、专家就诊。

（2）AI影像辅助筛查：利用AI影像辅助系统实现自动阅片，帮助医生高效、准确地检出及诊断病灶，降低影像科医生工作强度，避免疲劳、情绪、经验等对阅片质量的影响。

（3）临床智能辅助决策：通过大数据处理、机器学习、循证医学知识体系以及真实世界数据，进行临床行为的预警、预后分析、相似病历推荐等。

（4）智能诊疗方案：综合患者病历、影像、检验、病理、健康等数据，基于历史病症治疗方案，采用机器学习方法对患者信息进行智能化分析，给出合理化诊疗建议。

（5）健康及疾病预测：人工智能技术结合个人健康数据、就诊数据、基因数据、环境数据、饮食数据等对个人健康或疾病状态进行预测，实现早预防、早发现、早诊断、早治疗。

（6）病历后结构化：采用自然语言处理技术对医院传统电子病历进行清洗和后结构化处理，辅助建立专病库、专病知识图谱，辅助临床科研。

（7）医嘱自动录入：通过语音识别技术实现急诊科、影像科、手术室等科室的医嘱自动录入，缩短医生工作时间，提升文字输入效率，提升患者满意度。

四、人工智能的特点及挑战

数据、算力和算法是人工智能的三大核心要素，也为人工智能应用在医疗行业落地带来了新的挑战。

1.数据挑战

数据挑战主要包含数据质量、数据标注、数据存储、数据安全四个方面。

由于医疗行业的特殊性，使得不同医院内部的应用系统数量众多、接口复杂，各个应用系统之间的标准不统一，数据采集不规范、不完善等原因，造成医疗行业的数据质量普遍不高，进而影响人工智能应用的效率和效果。因此，目前可以落地的产品多集中在图像、语音等非结构化数据处理上，基于数据库、文本等结构化、半结构化数据的智能化应用还有很长的路要走。提升数据质量的方法主要有建立或遵循行业标准，实施有效的数据治理等。

为提高人工智能应用的学习效率，不管是机器学习还是深度学习都需要大量的数据标注工作，甚至还催生了"数据标注员"和"数据标注平台"这一新的行业。数据标注指通过人工先标示出学习对象的某些典型特征，从而提高模型的学习效率。不过简单的数据标注可以由普通人完成，比如标注汽车、动物的特征等。但具体到各行业的数据，则需要行业专家的参与和动手，比如医学数据的标注需要医疗领域的专家根据临床知识总结出对应的规则，并标示出具体的数据特征，这需要大量的人工工作。要提高数据标注的质量和效率，需要在领域专家的带领下建设专业的数据标注规范及标准，采用高效的数据标注工具，以及对标注数据及时进行检查审核等。

在人工智能领域，理论上若有无限的数据，就可以训练出趋近于完美的模型。从近年来的实践可知，BI需要的数据量为GB至TB级别，机器学习需要的数据量在数十TB至几个PB级别，而深度学习需要的数据量在数百TB至数十PB级别。由于医疗数据的特殊性，患者数据通常需要保留15年或更长时间。因此对于开展人工智能研究的医疗机构而言，会面临海量数据存储的挑战。常用的解决方案是采用应用与数据分离架构建设数据存储资源平台，同时数据存储资源平台采用以分布式架构为主、部分集中式存储架构为辅的模式，这样才能满足人工智能应用对于高效率、高弹性和数据长期保存的要求。

数据安全问题是影响产品落地的重要因素。以前医院的数据多封闭在医院内部，保护患者隐私。而人工智能应用大多需要与外部进行数据传输和交换，不同医疗机构之间建设数据科研平台，会增加数据安全隐患。解决数据安全问题的主要方法为管理加技术同步推进。首先要建立完善的数据安全管理制度，其次建设完善的数据资源监管平台、审计平台、脱敏平台、容灾平台等。医院内部各个业务系统之间、医院与外部之间的数据交互可以采用医疗联邦学习技术。医疗联邦学习技术可以绕过医疗机构之间的信息壁垒，不考虑将各自数据做合并，而是通过协议在其间传递加密之后的信息，该加密过程具有一定的隐私保护机制，保证加密后的信息不会产生数据泄露。各个医疗机构通过使用这些加密的信息更新模型参数，从而实现在不暴露原始数据的条件下使用全部患者数据的训练过程。我国也在大力推进不同医疗机构之间信息共享的相关工作，"医院信息互联互通标准化成熟度评测""电子病历系统功能应用水平分级评价"等都在国家卫健委的主导下逐步完善并发挥作用。

2.算力挑战

人工智能研发和机器学习训练是计算密集型应用，传统的数据处理技术无法满足高强度、大数据量、大并发的数据处理要求。人工智能算法需要进行大量的矩阵计算，特别适合使用并行运算芯片进行数据处理。CPU因为一次只能做一两个加减法运算，无法满足并行计算要求。因此人工智能应用多采用人工智能芯片来满足大规模数据处理的算力需求，加速神经网络训练迭代速度。

人工智能采用芯片有GPU、FPGA、ASIC等。GPU擅长大规模并行计算，在人工智能领域得到了广泛利用。但GPU并不是专为机器学习设计的芯片，因此并不一定是最佳的人工智能芯片。FPGA芯片特点是可以对编程实现不同的用途。用户今天可以烧入FPGA配置文件，将其设置为一个微控制器MCU，明天又可以烧入另一个配置文件，将其作为音频解码器使用。FPGA的优势在于使用灵活、能耗低，烧录的算法可以快速迭代升级而无须更换硬件，但在性能上低于GPU。ASIC是针对特点应用场景、特定用户定制的芯片，因此可以为人工智能应用定制专用的机器学习ASIC芯片。从理论上讲，因为是为专用场景定制的芯片，ASIC在性能和能耗上都优于GPU和FPGA。不过ASIC芯片设计和制造成本高，投入使用后只能通过更换芯片的方式进行升级，适用于对运算效率高，但在芯片使用生命周期内不需要升级性能的应用场景。

除了性能、能耗、布局外，容易被人们忽视的一个因素是AI芯片的利用率。采用AI芯片进行大规模计算时，磁盘I/O会成为计算瓶颈，导致AI芯片的能力无法被充分利用。在成本许可条件下，采用全闪存分布式存储能有效解决I/O瓶颈问题，帮助医疗机构更好地利用宝贵的算力资源。

3.其他挑战

除数据和算力挑战外，人工智能应用落地还面临以下挑战：缺乏专业人才、应用场景不明确、投资AI成本过高、业务方的参与和支持、算法的可解释性。

第四节　区块链技术与大数据的应用与展望

作为一种在网络世界中确保信任机制和数据安全的技术，区块链技术从一开始的默默无闻到为大众所接受，再到进入各行各业，经过了十几年的发展。

区块链同物联网、人工智能、5G一样是近年来最热门的技术，不过关于区块链并没有统一的定义。顾名思义，区块链可以理解为一种按照时间顺序将数据区块以顺序相连的方式组合成的一种链式数据结构，并以密码学方式保证区块中的数据不可篡改和不可伪造的分布式账本。区块链具有匿名性、自治性、开放性、可追溯、不可篡改、集体维护、无须许可、去中心化等特性。

一、区块链相关技术

非对称加密、共识机制、智能合约、分布式账本是区块链的四大核心技术。

1.非对称加密技术

使用公钥和私钥对数据进行加密和解密的技术称为非对称加密技术。公钥他人可以拥有，私钥则由个人秘密保存。非对称加密技术有两种使用场景：

（1）使用私钥加密数据，公钥解密数据时，数据的发送者不会被篡改，持有公钥的接收者都明确地知道数据是由谁发送的。

（2）使用公钥加密数据，私钥解密数据时，只有私钥的持有者才能读取被加密的数据，确保信息被正确人接收，而且信息没有被篡改。

在区块链中使用非对称加密技术是为了确保信息的发送者不被伪造且发送的信息未被篡改。具体流程为：

（1）甲有一个公钥A和一个私钥A¹，公钥发给其他人，私钥自己保存。

（2）甲向乙转账100元，先对转账信息生成摘要（转账信息是明文），然后用甲的私钥A¹对摘要加密生成一个数字签名。

（3）甲将转账信息和数字签名一起发送给乙。

（4）乙对转账信息生成摘要，并和甲发送来的摘要进行对比。如果两个摘要一致，则表明信息没有被篡改，收到的是100元，而不是50元或150元。

（5）乙再用甲的公钥A对签名信息进行解密，证明这100元确实是甲发送过来的。

在区块链上传输的数据除了参与各方的身份信息通过非对称技术加密外，其他数据都是在区块链上以明文方式传输的，区块链上所有参与者都能看到发送的具体信息，这也体现了区块链开放性的特点。

和非对称加密技术相对应的是对称加密技术，也就是加密和解密都使用同一个密钥。

非对称加密技术的优点是安全性更好，缺点是加密和解密花费的时间长、性能慢，适合对少量数据进行加密。因此在实际应用中，通常对要传递的信息采用对称加密技术进行加密，将对称加密的密钥用非对称加密技术加密后传递。

2.共识机制

共识机制指区块链中所有的节点就区块信息达成一致共识的机制，确保新的区块能被正确地添加到链上，保证每笔交易在所有节点上的一致性，以及防范恶意攻击。主流的共识机制有PoW、PoS、DPoS等。

（1）工作量证明机制：假设区块链上有100个节点，这100个节点同时做同一道奥数题，谁先做出来谁就获得在链上添加新区块的权利和获得相应的奖励。这种机制的优点是非常公平，缺点是其实质是一种算力的比拼，各节点为了获胜就要拼命增加自己的算力，造成大量的电力浪费。因为这种机制会带来资源浪费，而且达成共识所需要的周期也比较长，因此不太适合商业应用。

（2）权益证明机制：根据评估节点持有的数量和时间来决定谁具有添加新区块的权利。如果说PoW是根据算力来决定谁是老大，PoS就是根据财力来决定谁是老大。PoS和PoW相比，POS的优点是不会造成过多的资源浪费，达成共识的时间更短，更加安全。

（3）DPoS：DPoS与PoS的基本原理相同，差别在于采用了类似董事会的机制。DPoS由所有的节点投票选出一定数量的董事会成员，然后由董事会成员代表大家确认新的区块和添加新的区块。必要时，全体节点也可以投票废除某个代表，选举新的代表。DPoS的优势在于大幅缩短了达成共识的时间，可以实现秒级的共识。

3.智能合约

智能合约是一种能被应用自动执行的合同或事件，类似共享单车的包月自动续费合同。但是包月续费合同是采用文字书写的合同，触发条件也非常简单，到期后自动执行月服务费扣缴。而智能合约由一段计算机代码组成，采用类似IF-THEN的语句，并存储在区块链中。当IF条件被满足时，应用会自动执行THEN语句规定的代码，实现事先约定的功能。因为区块链具有不可篡改的特性，智能合约一旦上链就无法修改，或者说修改的代价非常大，必须要链上至少51%的区块同意才能实现合约的修改。

4.分布式账本技术

分布式账本指在多个网络节点、多个物理地址或者多个组织构成的网络中进行数据分享、同步和复制的数据库技术。换句话说，就是区块链的所有节点上都会维护一本记录完全一致的账本，某个节点的账本发生数据更新后，这个更新会广播给链上所有的节点，其他节点收到后立即将更新写入到自己的账本中，这样链上所有的节点都有了一个完全一致的账本。如果链上有100个节点，则会有100本账本，而且每个账本记录的数据都是一模一样的。

采用分布式账本的好处一是不怕账本丢失，二是不怕篡改，三是消除了传统体系中中心端的作用。

5.公有链、联盟链和私有链

区块链分为公有链、联盟链和私有链三种类型：

（1）公有链：对公众开放的，任何人都可以加入或退出的区块链。是所有节点完全平等的，完全去中心化的区块链。网络中的交易相关数据公开透明，读写权限不受限制，任何人都可以参与共识过程。

（2）联盟链：是企业之间、机构之间使用的区块链。联盟链内的成员相互认识，由联盟制定区块的读写权限和记账规则。联盟链具有"部分去中心化"的特点。某些医院建设的基于区块链的区域医疗信息共享平台就采用了联盟链的形式。

（3）私有链：供企业、机构内部使用的区块链。企业具有链的完全控制权，区块的读写权限、记账权限都由企业制定。和公有链、联盟链不同，私有链没有"去中心化"的特点，它属于"中心化"的区块链。

由于公有链具有性能差、能耗高、效率低等缺点，联盟链和私有链更适合用于开发企业级的区块链应用。

二、区块链对医疗和社会的影响

如果说智能移动设备和移动互联技术开启了互联网经济时代，那么互联网经济结合区块链技术和物联网技术后将升级为"追踪经济"时代。在"追踪经济"时代我们喝的每一杯牛奶、购买的每一种商品都能实现溯源和确保质量。消费者可以知道商品从生产到物流再到家庭的全过程，而且这些和商品相关的生产、质量、检验、流通、交易、物流等数据都是公开的、可信的、不可篡改的。现代社会是信用社会，区块链技术为信用社会的全面建立提供了极佳的技术保障。

医疗数据是高度敏感的数据，不允许篡改、损毁，是黑客们最想获取的数据之一。医疗本身是综合学科，为推动医学科学的持续提高和深入发展，在患者并未完全知情的情况下，不得不使用部分患者的临床数据进行教学、科研、药物研发等，患者本人很难从中获得收益。区块链可以部分解决此类难题。区块链技术可以确保患者数据不被泄露、不被篡改；可以实现跨医疗机构的数据安全共享和使用追踪；可以保障患者的知情权和收益权。医疗机构使用患者数据前必须获得授权，获得的收益可以通过区块链技术与患者分享。

区块链技术在医疗行业有广阔的应用前景，其与各种医疗应用的结合将成为智慧医疗建设的基石。

三、基于区块链的医疗应用

区块链技术在医疗行业的应用还处于刚起步、探索实验阶段，可以预见的应用类别有：

（1）数据确权：通过区块链技术保护和存储个人就诊信息、临床数据、基因数据、基因检测结果等，保护个人隐私，明确数据权属。

（2）数据共享：医疗数据需要在多个医院之间或多个医疗机构之间传递、共享时，通过区块链技术保障传输的数据不被泄露、不被篡改。

（3）过程记录：通过区块链技术记录个人从胎儿期开始的所有就医、检查、检验、诊断、用药、手术、康复的全过程，确保所有数据的真实可信和全流程可追溯。

（4）医疗保险：个人的身份、信用数据、健康数据、诊疗数据，医院的治疗数据、检查数据、费用数据，保险公司的保单数据、流程数据等与区块链结合后，可以保障患者的知情权、隐私权，加速理赔进度，提升理赔透明度。结合智能合约后，还能实现自动理赔。

虽然区块链技术有一定特点和优势，但在开发区块链应用时首先需理清业务场景和实际需求情况，选择合适的区块链类型，根据医院实际情况适时推进相关应用。

参考文献

［1］黄东军.物联网技术导论（第2版）[M].北京：电子工业出版社，2017.
［2］麦斯可.颠覆性医疗革命：未来科技与医疗的无缝对接[M].大数据文献翻译组译.北京：中国人民大学出版社，2016.

［3］江林华 . 5G 物联网及 NB–IoT 技术详解 [M]. 北京：电子工业出版社，2018.

［4］周东滨 . 流数据聚类挖掘算法研究 [D]. 长春：吉林大学 .

［5］聂磊 . 5G 无线网络规划设计工作需满足四大要求 [J]. 通信世界，2016
　　（33）.

［6］李志元 . 人工智能在智能教学系统中的应用 [J]. 工业 C，2015（41）：206.

［7］皮埃罗·斯加鲁菲 . 智能的本质：人工智能与机器人领域的 64 个大问题
　　[M]. 王莉，张建宇，译 . 北京：人民邮电出版社，2017.

［8］李开复 . AI·未来 [M]. 杭州：浙江人民出版社，2018.

［9］王腾鹤，等 . 一本书读懂区块链 [M]. 北京：机械工业出版社，2018.

［10］阿尔文德·纳拉亚南，等，区块链技术驱动金融 [J]. 中国战略新兴产业，
　　2016（22）：75.

［11］埃里克·托普 . 未来医疗（智能时代的个体医疗革命）[M]. 郑杰，译 . 杭
　　州：浙江人民出版社，2016.

附录 英文术语与中文术语对照表

序号	英文缩写	英文全称	中文全称
1	5G	5Th Generation Mobile Communication Technology	第五代通信技术
2	Adam	Adaptive Momentum Estimation	自适应动量估计。是一种算法名称
3	ADNI	Alzheimer's Disease Neuroimaging Initiative	阿尔茨海默病神经成像倡议
4	AES	Advanced Encryption Standard	高级加密标准
5	AI	Artificial Intelligence	人工智能
6	AMI	Acute Myocardial Infarction	急性心肌梗死
7	ANN	Artificial Neural Network	人工神经网络
8	API	Application Programming Interface	应用程序接口
9	APP	Application	应用软件
10	AQI	Air Quality Index	空气质量指数
11	AR	Augmented Reality	增强现实
12	ARIMA	Autoregressive Integrated Moving Average	差分自回归滑动平均模型
13	ASA	American Society of Anesthesiologists	美国麻醉医师协会（ASA分级标准：指的是美国麻醉医师协会于麻醉前根据病人体质状况和对手术危险性进行分类，将病人分成的六级）
14	ASCVD	Arteriosclerotic Cardiovascular Disease	动脉硬化性心血管疾病
15	ASIC	Application Specific Integrated Circuits	专用集成电路
16	ATC	Anatomical Therapeutic Chemical	药物的解剖学、治疗学及化学分类法

续表

序号	英文缩写	英文全称	中文全称
17	B/S	Browser/Server	浏览器和服务器架构
18	BI	Business Intelligence	商业智能
19	C#	C Sharp	一种面向对象的计算机编程语言
20	CAS	Central Authentication Server	中心认证服务
21	CCR	CCR	专有名词。CCR模型，CCR是三个运筹学家名字缩写
22	CDP	Continuous Data Protection	持续数据保护
23	CDR	Clinical Data Repository	临床数据中心
24	CDSS	Clinical Decision Support System	临床决策支持系统
25	CHPO	The Chinese Human Phenotype Ontology Consortium	中文人类表型标准用语联盟
26	CIRS	Computerized Imaging Reference Systems	计算机化成像参考系统
27	CNN	Convolutional Neural Networks	卷积神经网络
28	COPD	Chronic Obstructive Pulmoriary Disease	慢性阻塞性肺疾病
29	CPU	Central Processing Unit	中央处理器
30	CR	Computed Radiography	计算机放射成像
31	CRF	Case Report Form	病例报告表
32	CSS	Cascading Style Sheets	层叠样式图
33	CSV	Comma-Separated Values	逗号分隔值
34	CT	Computed Tomography	电子计算机断层扫描
35	CWM	Common Warehouse Metamodel	公共仓库元模型
36	D3	Data Driven Document	数据驱动文档。一种支持JavaScript语言的函数库

续表

序号	英文缩写	英文全称	中文全称
37	DAMA	The Data Management Association	国际数据管理协会
38	DAS	Direct Attached Storage	直接连接存储
39	DB2	Database2	美国IBM公司开发的关系型数据库管理系统
40	DBMS	Database Management System	数据库管理系统
41	DBSCAN	Density-Based Spatial Clustering of Applications with Noise	具有噪声的基于密度的聚类方法
42	DC	Data Center	数据中心
43	DEA	Data Envelopment Analysis	数据包络分析
44	DECIPHER	Database of Chromosomal Imbalance and Phenotype in Human using Ensembl Resource	人类染色体资源表型数据库。是一种在分子遗传学中的常用的生物信息学数据库
45	DES	Data Encryption Standard	数据加密标准
46	DICOM	Digital Imaging and Communications in Medicine	医学数字成像和通信
47	DL	Data Lake	数据湖
48	DM	Data Market	数据集市
49	DMZ	Demilitarized Zone	安全隔离区
50	DNA	Deoxyribo Nucleic Acid	脱氧核糖核酸
51	DPO	Data Protection Officer	数据保护员
52	DPoS	Delegated Proof of Stake	股份授权证明机制
53	DRGs	Diagnosis Related Groups	疾病诊断相关分组
54	DSA	Digital Subtraction Angiography	数字减影血管造影
55	EB	Exabyte	百亿亿字节
56	ECharts	Enterprise Charts	百度公司研发的一种企业级数据图表工具

续表

序号	英文缩写	英文全称	中文全称
57	EDC	Electronic Data Capture	电子数据采集
58	ElGamal	ElGamal	专有名词。是一种加密算法（基于迪菲–赫尔曼密钥交换的非对称加密算法）
59	EMR	Electronic Medical Record	电子病历
60	eMTC	Lte Enhanced Mto	基于LTE演进的物联网技术
61	E-R	Entity Relationship	实体–关系模型
62	ETL	Extract Transform Load	针对数据的抽取、转换和加载的过程
63	FPGA	Field Programmable Gate Array	现场可编程门阵列
64	GAN	Generative Adversarial Networks	生成式对抗网络
65	GB	Gigabyte	十亿字节
66	GBDT	Gradient Boosting Decision Tree	梯度提升决策树
67	GDPR	General Data Protection Regulation	通用数据保护条例
68	GEHIES	GEHIES	专有名词。一个系统名称
69	GPU	Graphics Processing Unit	图形处理器
70	GUI	Graphical User Interface	图形用户接口
71	HBase	Hadoop Database	专有名词。基于Hadoop的数据库管理系统
72	HC	Healthy control	健康对照
73	HIPAA	Health Insurance Portability and Accountability Act	健康保险携带和责任法案
74	HIS	Hospital Information System	医院信息系统
75	HL7	Health Level Seven	卫生信息用户层(ISO定义的信息交换7层协议规范中的第七层)交换协议

续表

序号	英文缩写	英文全称	中文全称
76	HPO	Human Phenotype Ontology	人类表型术语集
77	HTML	Hyper Text Markup Language	超文本标记语言
78	HTML5	Hypertext Markup Language 5	超文本标记语言5版本
79	IBM	International Business Machines Corporation	国际商业机器公司
80	ICD	International Classification of Diseases	国际疾病分类
81	ICU	Intensive Care Unit	重症加强护理病房
82	ID	Identity Document	身份标识
83	IHTSDO	International Health Terminology Standards Development Organisation	国际卫生术语标准开发组织
84	IoT	Internet of Things	万物互联，通用定义：物联网
85	IP	Internet Protocol Address	IP地址
86	J2EE	Java 2 Platform Enterprise Edition	Java语言环境下的企业级分布式应用环境
87	JAVA	Java Language	一种面向对象的计算机编程语言
88	JQuery	Javascript Query	一种支持Javascript语言的查询框架
89	JSON	JavaScript Object Notation	JS对象简谱
90	JWT	Json Web Token	Json网络令牌
91	KANO	KANO	专有名词。东京理工大学教授noriaki Kano开发的模型
92	KNN	K–NearestNeighbor	K最近邻
93	KPI	Key Performance Indicator	关键绩效指标
94	LDA	Latent Dirichlet Allocation	隐含狄利克雷分布

续表

序号	英文缩写	英文全称	中文全称
95	LIS	Laboratory Information System	实验室（检验科）信息系统
96	LOINC	Logical Observation Identifiers Names and Codes	观测指标标识符逻辑命名与编码系统
97	LPWAN	Low Power Wide Area Network	低功耗广域网络
98	LSVM	Log-Structured Merge Tree	线性支持向量机
99	MB	Mbyte	兆字节
100	MDR	Management Data Repository	管理数据中心
101	MDT	Multi Disciplinary Team	多学科团队
102	MeSH	Medical Subject Headings	医学主题词表
103	MFL	Medical Federated Learning	医疗联邦学习
104	MongDB	Mongo Database	专有名词。一种分布式文件存储数据库
105	MRI	Magnetic Resonance Imaging	磁共振成像
106	MWA	Migraine With Aura	先兆症状偏头痛
107	MWoA	Migraine Without Aura	无先兆症状偏头痛
108	NAS	Network Attached Storage	网络附加存储
109	NB-IoT	Narrow Band Internet of Things	窄带物联网
110	NLM	The National Library of Medicine	美国国家医学图书馆
111	NLP	Natural Language Processing	自然语言处理
112	NoSQL	Not Only Sql	不仅仅是SQL。指的非关系型数据库
113	OAuth2	Open Authorization V2.0	开放授权协议2版本
114	OGG	Oracle Golden Gate	甲骨文公司结构化数据复制软件
115	OLAP	On-Line Analytical Processing	联机分析处理

续表

序号	英文缩写	英文全称	中文全称
116	OLTP	On-Line Transaction Processing	联机事务处理
117	OMAHA	Open Medical and Healthcare Alliance	开放医疗与健康联盟
118	OMG	Object Management Group	对象管理组织
119	OMIM	Online Mendelian Inheritance in Man	在线人类孟德尔遗传数据库
120	OS	Object-based Storage	对象存储
121	PACS	Picture Archiving and Communication Systems	医学影像存档与通信系统
122	PB	Petabyte	千万亿字节
123	PC	Personal Computer	个人计算机
124	PDF	Portable Document Format	可携带文档格式
125	PET-CT	Positron Emission Tomography Computed Tomography	正电子发射计算机断层显像
126	PHP	Hypertext Preprocessor	超文本预处理器
127	PM2.5	Fine Particulate Matter 2.5	细颗粒物。指环境空气中空气动力学当量直径小于等于2.5微米的颗粒物
128	PNG	Portable Network Graphics	便携式网络图形
129	PoS	Proof of Stake	权益证明机制
130	PoW	Proof of Work	工作量证明机制
131	PPT	Powerpoint	微软公司的演示文稿软件
132	PrEP	Pre-exposure Prophylaxis	暴露前预防
133	RadLex	Radiology Lexicon	放射医学词典
134	RDR	Research Data Repository	科研数据中心
135	RF	Random Forest	随机森林

续表

序号	英文缩写	英文全称	中文全称
136	RFE	Recursive Feature Elimination	特征递归消除
137	RFID	Radio Frequency Identification	射频识别
138	RIS	Radioiogy Information System	放射信息管理系统
139	RSA	Algorithm of Rivest-Shamir-Adleman	一种公开密钥密码体制
140	Rs-fMRI	Rest Functional Magnetic Resonance Image	静息态磁共振成像
141	RxNorm	RxNorm	临床药品标准命名术语表
142	SAN	Storage Area Network	存储区域网络
143	SARIMA	Seasonal Autoregressive Integrated Moving Average	季节性差分自回归滑动平均模型
144	SAS	Statistical Analysis System	统计分析系统
145	SNOMED CT	Systematized Nomenclature of Medicine Clinical Terms	医学术语系统命名法—临床术语集
146	SNOMED RT	Systematized Nomenclature of Human and Veterinary Medicine Reference Terminology	医学术语系统命名法—参考术语集
147	SOLR	Searching On Lucene W/Replication	开源的独立企业级搜索应用服务器
148	SPSS	Statistical Product and Service Solutions	统计产品与服务解决方案
149	SQL	Structured Query Language	结构化查询语言
150	SSD	Solid State Drive	固态驱动器
151	SSIS	Microsoft SQL Server Integration Services	微软数据库数据集成服务
152	SVG	Scalable Vector Graphics	可缩放矢量图形
153	SVM	Support Vector Machines	支持向量机

续表

序号	英文缩写	英文全称	中文全称
154	UMLS	Unified Medical Language System	一体化医学语言系统
155	US	Ultrasound	超声
156	VB	Visual Basic Language	一种面向对象的计算机编程语言
157	VPN	Virtual Private Network	虚拟专用网络
158	VR	Virtual Reality	虚拟现实
159	VSM	Vector Space Model	向量空间模型
160	WebGL	Web Graphics Library	网页端图形库
161	WHO	World Health Organization	世界卫生组织
162	WLAN	Wireless Local Area Network	无线局域网
163	X光机	X-Ray Machine	X 光机
164	XML	Extensible Markup Language	可扩展标记语言
165	ZigBee	Zigbee	紫蜂协议，是一种协议